Mike Kleist

Geheimwissen Männlicher Multi-Orgasmus

Originalausgabe

HELLER VERLAG

Mike Kleist, Jahrgang 1974, Bankkaufmann, Magister der Kommunikationswissenschaften und Werbepsychologie widmete sich schon während seines Studiums der Sexualforschung in Theorie und Praxis. Bei seinen Recherchen stieß er auf das jahrhundertealte Geheimwissen asiatischer Kulturen und entwickelte in Verbindung mit modernen wissenschaftlichen Erkenntnissen ein Trainingsprogramm, das jedem Mann ermöglicht, multiple Orgasmen zu erlernen. Der vielseitige Freigeist und lizensierte Fitnesstrainer ist außerdem professioneller Fallschirmspringer (Freifall-Kameramann und Freefly-Coach), mehrfacher deutscher Meister in den Disziplinen „Freestyle" und „Freefly", sowie Dozent für Rhetorik und Präsentationstechniken an der Ludwig-Maximilian-Universität München.

Lektorat: Werner Bauer, Klaus Heller

Umschlagsgestaltung: Kurt Kritzinger, Mike Kleist

Grafiken: Mike Kleist

Druck und Bindung: Steinmeier, Deiningen
Gedruckt auf umweltfreundlichem Recycling-Papier.

5. Auflage 2010
© by HELLER VERLAG, Postfach 1204, 82019 Taufkirchen bei München
Internet: www.heller-verlag.de   E-mail: info@heller-verlag.de

ISBN 978-3-929403-17-6
Printed in Germany
All rights reserved

Autor, Verlag und Vertreiber dieses Buches haften nicht für Risiken und Nebenwirkungen bei der Ausübung der beschriebenen Sexualpraktiken. Personen mit Erkrankungen im Urogenitalbereich sollten vorher ihren Arzt befragen.

Nachdruck, auch auszugsweise, Übersetzung und jede Art der Vervielfältigung oder Wiedergabe nur mit Quellenangabe und schriftlicher Genehmigung des Verlags.

Dieses Buch gibt´s in jeder guten Buchhandlung und im Internet unter **www.heller-verlag.de** - **Jetzt auch als Hörbuch auf 3 CDs!**

Inhaltsverzeichnis

Ein Witz vorab 6
1. Einleitung 7
2. **Die sexuelle Revolution – Mann und Frau** 11
3. **Sexuelle Irrtümer** 13
   Irrtum I: Orgasmus = Ejakulation 13
   Die Entwicklung in der Pubertät 14
   Orgasmus und Ejakulation 15
   Irrtum II:
   Nur Frauen können multiple Orgasmen haben ... 16
   Der gesellschaftliche Umgang mit dem Orgasmus ... 16
   Orgasmus-Forschung 17
   Irrtum III:
   „Trockene" Orgasmen sind weniger befriedigend ... 18
   Warum kaum einer das „Geheimnis" kennt 19
   Geschichtliche Entwicklung 20
   Der Einfluss christlicher Religion 21
   Warum kaum jemand von allein auf
   multiple Orgasmen kommt 22
   Sex & Kommerz 22
4. **Penis & Co. – die Werkzeuge zum Erfolg** 24
   Der Penis, das unbekannte Wesen 25
   Der „PC-Muskel" 28
   Potenzmittel und Penisvergrößerung als Nebenwirkung 29
   Erogene Zonen 31
   Brustwarzen 32
   After 33
   Prostata 33
   Damm 35
   Hoden 35
   Fazit 36
5. **Der Weg zur Meisterschaft** 37
   Das Training - Schritt für Schritt zum Erfolg ... 38
   Übungsvorbereitung 39
   Soloübungen - Kata 40
   Partnerübungen - Kumite 41
   Safer Sex 42

1. Weißer Gürtel 44
   PC-Muskel finden 44
      Kata: Staudamm 44
      Kata: Fang den Wurm 45
   Atmung 45
      Kata: Talwind 46
2. Gelber Gürtel 46
   PC-Muskel-Training 48
      PC-Stöße 49
      PC-Tritte 49
      Den Strom stoppen 50
   Tipps & Tricks 51
      Allgemeine Tipps 51
      Spezialtricks für die Praxis 52
3. Oranger Gürtel 53
   Sinnliche Berührung 53
      Kumite: Windhauch 54
      Kata: Entdeckungsreise 57
   Selbstbefriedigung 60
4. Grüner Gürtel 62
   Erregt - erregter - Erektion 62
   Erregungsskala 63
   Gipfel, Täler und Ebenen 64
      Kata: Freeclimber 65
      Kumite: Seilschaft 68
5. Blauer Gürtel 71
   PC-Muskel als Bremse 71
      Kata: Mountainbiker 72
      Kumite: Tandem 73
6. Violetter Gürtel 76
   Die Kunst, den Weg zu ebnen 76
      Kata: Surfer 77
      Kumite: Dauerwelle 81
7. Brauner Gürtel 85
   Atmung 86
   Quetsch-Technik 86
   Hoden-Zug 88
   Punkt der Million Goldstücke 89
   Kontraktion des PC-Muskels 90
8. Schwarzer Gürtel 91
   Orgasmus und Ejakulation 91
      Kata: Implosion 92
      Kumite: Fusion 95
   1 + 1 < 2 97

6. **Meistergrade - für Fortgeschrittene** 99
   Übung macht den Meister 99
      Kumite: Tanz auf dem Vulkan 100
      Kata: Gipfelstürmer 102
      Kata: Feuerwerk 103
   MO-Kampfstile 104
   Auf Ejakulation verzichten? 107
   Die Dan-Grade – Schattierungen von Schwarz . 108
   2. Dan - Energie 108
      Kleiner Energiekreislauf 109
         Hinterer Kanal 110
         Vorderer Kanal 110
         Sexuelle Energie 110
   3. Dan - Kontrolle sexueller Energie 110
      Kata: Gebirgsbach 111
   4. Dan - Ganzkörperorgasmen 115
      Kata: Stromschnellen 115
      Kata: Wasserfall 118
   5. Dan - Befriedigung deiner Partnerin 119
      Magic Touch 119
      Magic Talk 120
      Brüste 121
      Genitalien 122
      Klitoris 122
      G-Punkt 123
      Das Eindringen 125
      Stoßtechniken 125
      Stellungen 126
         Der Mann oben 127
         Die Frau oben 128
         Mann von hinten 129
   6. Dan - Sexualisierung des Geistes 130

7. **Sexuelle Probleme** 132
   Vorzeitiger Samenerguss 132
   Impotenz 132
   Spermienmenge 134
   Prostatütata 134
   Penisgröße 135
      Penisvergrößerung 136
         Hot Dog 138
         Tauziehen 138
         Penismelken 139

8. **Nachwort** 141

Ein Witz vorab

Adam sitzt im Paradies und hört Gott seufzen: „Schwierig, schwierig ..."
Adam: „Was denn?"
Herrgott: „Also, ich habe da noch zwei Eigenschaften zwischen dir und Eva zu verteilen."
Adam: „Und welche sind das?"
Herrgott: „Die erste ist Im-Stehen-Pinkeln-können."
Adam: „Au ja, bitte ich! Das will ich unbedingt können – Das stell ich mir super vor, bitte, bitte, bitte, lass' mich im Stehen pinkeln können!"
„So sei es!"
Daraufhin markiert Adam jeden einzelnen Baum und Busch im Paradies und freut sich diebisch über seine neue Fähigkeit ...
Als er schließlich zum Herrgott zurückkommt, meint er: „Und was war die andere?"
Herrgott: „Multiple Orgasmen!"

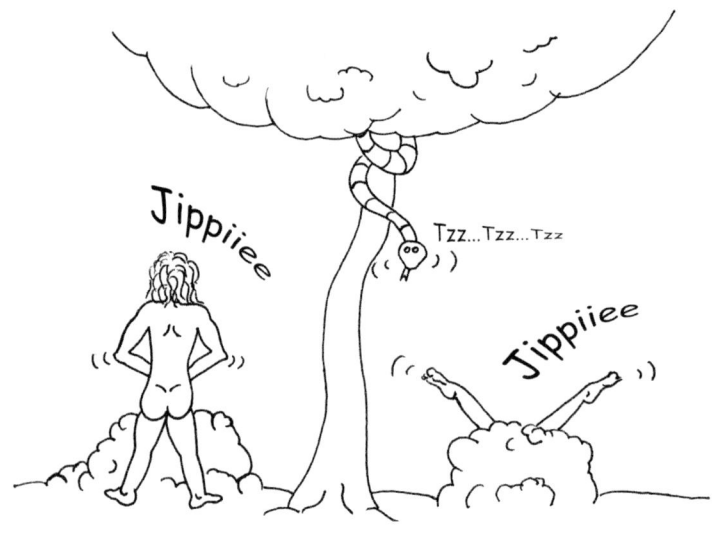

Abbildung 1: Adam & Eva und die übrig gebliebenen Fähigkeiten

1. Einleitung

Tja, da war Adam wohl ein wenig voreilig. Die gute Nachricht: Zwar beherrschen die „Evas" den multiplen Orgasmus von Natur aus, aber mit ein wenig Übung und der richtigen Technik kann auch jeder „Adam" diese Kunst erlernen.

Ich konnte es kaum glauben, als ich zum ersten Mal vom männlichen Multi-Orgasmus hörte. Ein Freund fragte mich in einem Pissoir beim „Steh-Pinkeln" neben mir: „Kannst du stoßweise pinkeln?" Verblüfft antwortete ich: "Ja klar, warum?" Er grinste und sagte: „Dann habe ich was für dich, das dein Sexualleben revolutioniert! Mit ein wenig Übung kannst du bald multiple Orgasmen haben. Nie wieder brauchst du dich zurückhalten um auf die Frau zu warten. Du kannst nach dem Orgasmus die Erektion halten und noch mal kommen. Volle Kontrolle!" Ich fragte: „Kannst du das?" Er grinste „Ja klar! Ich gebe dir mal ein Buch, das ich vor einiger Zeit zufällig in die Finger bekam."

Ich konnte es zuerst nicht glauben. Zwar hatte ich schon gehört, dass es Männer geben soll, die ein übermenschliches „Stehvermögen" haben, auch hatte ich schon Gerüchte über Männer gehört, die mehrmals hintereinander kommen können. Aber das waren in meinen Augen „Über-Männer", die mit einer glücklichen Gabe von Geburt an gesegnet waren. Ich war der Meinung, dass es sich mit dem Multi-Orgasmus ähnlich wie mit der Penislänge verhält: Entweder man hat Glück oder nicht.

Ich wusste jedenfalls aus eigener Erfahrung, dass ich selbst nach einem Orgasmus meine Erektion verliere und erst wieder lange Zeit später das nötige „Stehvermögen" aufbauen konnte. Und jetzt erfuhr ich, dass es angeblich jeder lernen kann, nicht nur die Erektion zu halten - sondern auch noch mehrere Orgasmen zu erleben. Ich war sehr skeptisch, aber auch neugierig. Dieses Geheimnis wollte ich unbedingt lüften.

Mein Freund lieh mir also dieses Buch, das leider nicht mehr im deutschen Handel erhältlich ist. Ich wollte es natürlich selbst kaufen, aber ich wurde nicht mal übers Internet fündig. Dieses Buch öffnete mir die Augen! Es war eine neue Welt für mich, und ich war gefesselt von den neuen Möglichkeiten, die das Wissen mir offenbarte. Daraufhin habe ich mich viel mit diesem Thema beschäftigt. Ich recherchierte vor allem im englischsprachigen

Raum, um so viel wie möglich über den multiplen Orgasmus des Mannes zu erfahren. So fand ich zahlreiche wissenschaftliche Abhandlungen und Forschungsberichte, die die These stützten. Leider waren diese oft sehr umfangreich und durch den wissenschaftlichen Stil – vor allem in Englisch – schwierig zu lesen. Ich war wie ein Schwamm, der alles Wissen in sich aufsaugt und immer voller wird.

Nebenbei machte ich diverse Übungen, von denen manche besser und manche weniger gut funktionierten. Mittlerweile ist der Schwamm so voll, dass ich ihn ausdrücken kann und somit das Beste aus Literatur, Wissenschaft und eigenen Erfahrungen in diesem Buch zusammenfasse.

Wichtig war mir, dass es leicht zu lesen und von großem praktischem Nutzen für den Leser ist. Ich möchte konzentriertes Wissen auf möglichst verständliche Art vermitteln. So wird in dem vorliegenden Buch weitestgehend auf medizinische Fachbegriffe, Fremdwörter und wissenschaftlich aufgeblasene Sätze verzichtet. Das soll aber nicht auf die Qualität der vermittelten Erkenntnisse schließen lassen. Der Inhalt ist „hochpotent", und wer möchte, kann im Quellenverzeichnis Bücher und Arbeiten zu dem Thema finden, die Teile des Buches wissenschaftlich, aber komplizierter behandeln. Mir geht es darum, dass der Leser das vermittelt bekommt, was wichtig ist, und hoffentlich Spaß beim Lesen hat.

Da es sich um ein Thema „unter der Gürtellinie" handelt und wir zusammen einige Zeit verbringen werden, schlage ich vor, dass wir als Freunde „du" zueinander sagen. Folge mir nun und lasse dich von mir in das „Geheimwissen" um den männlichen Multi-Orgasmus einweihen!

Hinweis für weibliche Leser:

Es freut mich, dass du Interesse an diesem Buch hast. Immerhin wirst du es ja letztendlich sein, die von den neuen Fähigkeiten deines Partners profitiert. Das Buch soll dir und deinem Partner längeren und aufregenderen Sex bereiten und damit zur Steigerung eurer Intimität beitragen. Unterstütze deinen Partner in seinen Bemühungen. Vor allem bei den Partnerübungen kannst du deinem Partner aktiv helfen. Keine Angst, die Übungen sind keine mechanischen Lektionen, die es zu erfüllen gilt. Es sind Übungen, die euch beiden sehr viel Spaß und Nähe bringen werden und du wirst ganz sicher auf deine Kosten kommen.

Ein Tipp an dich: Mache alle Übungen mit. Es lohnt sich. Du wirst dich selbst und deinen Körper noch besser kennen lernen. Du wirst lernen deine Erregung und die deines Partners besser zu verstehen und mit Hilfe der Übungen weiter zu steigern. Lass' auch du dich auf dieses Abenteuer ein.

Hinweis für homosexuelle Leser:

Das Buch ist zwar aus heterosexueller Sicht geschrieben und für einen einfacheren Lesefluss verzichte ich auf „Partnerin und Partner"-Formulierungen, trotzdem ist das Wissen und die Fähigkeit - sowie alle Übungen - selbstverständlich voll auf eine homosexuelle Beziehung übertragbar. Hier hat es sogar einen „doppelten Nutzen", da beide Partner davon gleichermaßen profitieren!

Zum Gebrauch des Buches

Dieses Buch soll auf unterhaltsame Art Wissen vermitteln. Deshalb wirst du in diesem Buch auf viele Metaphern stoßen, die den Stoff möglichst bildhaft vermitteln und dir hoffentlich den einen oder anderen Lacher entlocken.

Ich empfehle, beim Lesen einen Stift oder Marker parat zu haben, um dir Notizen zu machen oder um bestimmte Stellen zu markieren. Der Text ist in viele Absätze unterteilt. Dies soll dir leichtes Lesen ermöglichen und es dir vereinfachen, bestimmte Stellen hervorzuheben. Je mehr du also in dem Buch markierst und notierst, desto wertvoller wird es dadurch für dich.

Du kannst dir auch zu den einzelnen Kapiteln Mindmaps anfertigen. Diese visuelle Art des Lernens ist für die meisten Menschen viel effizienter als der geschriebene Text. Schreibe dazu die wichtigen Schlagwörter auf ein Blatt und versuche sie durch Linien je nach Zugehörigkeit zu verbinden. So wirst du bald einen guten Überblick über die Zusammenhänge bekommen, sozusagen aus der Adlerperspektive. Je mehr du mit dieser Technik arbeitest, desto leichter wird es dir fallen. Ich selbst nutze Mindmaps erfolgreich für wichtige Bücher, Informationen und Problemlösungen. Auf **www.mannkann.com** findest du eine Mindmap des vorliegenden Buches als Beispiel.

Du wirst in dem Buch einige Übungen finden. Wichtig dabei ist, die Übungen der Reihe nach zu durchlaufen und keine Übung zu überspringen. Abkürzen geht hier leider nicht, da die Übungen sorgfältig ausgewählt sind und aufeinander aufbauen. Bevor du mit einer Übung beginnst, solltest du sie noch einmal aufmerksam durchlesen. Bei den Partnerübungen am besten mit deinem Partner, damit ihr vorher alle offenen Fragen klären könnt. Nach jeder Übung sind die wichtigsten Punkte noch einmal zusammengefasst.

Sex kann sehr anstrengend sein. Ältere Menschen sollten die Übungen ihrer Ausdauer und Fitness anpassen. Bei Herzproblemen sollten sie das Training vorher mit einem Arzt besprechen.

Noch ein weiterer Hinweis zum Gebrauch des Buches: Es eignet sich bestens als Geschenk. Es sorgt z.B. als Hochzeitsgeschenk nicht nur für einen direkten Lacher, sondern ist auch von nachhaltiger Wirkung auf die gesamte Zukunft des Paares. Denk mal drüber nach.

Es gibt in diesem Buch viel Neues zu entdecken, das deiner bisherigen Sichtweise vielleicht widerspricht. Deshalb möchte ich die Hinweise zum Gebrauch des Buches abschließen mit der Aufforderung, deinen Geist wie einen Fallschirm zu gebrauchen. Denn auch dieser funktioniert am besten, wenn er offen ist.

2. Die sexuelle Revolution – Mann und Frau

Frauen erlebten in den letzten 30 Jahren eine sexuelle Revolution. Während ihre sexuelle Lust vor den 60er Jahren fast völlig tabuisiert war, beschäftigt sich die Literatur der letzten Jahrzehnte fast ausschließlich mit dem neu gewonnenen sexuellen Selbstbewusstsein der Frau. Seitdem steht der Orgasmus der Frau im Vordergrund vieler sexueller Ratgeber.

So begrüßenswert diese Entwicklung auch ist, setzt sie doch den Mann bewusst oder unbewusst unter Druck. Der Mann spürt eine gewisse Verantwortung, der Frau optimale Befriedigung zu verschaffen. Die Anzahl der Orgasmen, die ein Mann einer Frau bescheren kann, wird damit zum Leistungsmerkmal für die sexuellen Fähigkeiten des Mannes. Vorzeitiger Samenerguss führt zur Frustration vieler Frauen und Männer.

Positiv wirkt sich diese Entwicklung auf den Ausbau des Vorspiels aus. Männer „entdeckten" alternative Techniken, oraler oder fingerfertiger Natur. Trotzdem fällt es vielen schwer, einen gemeinsamen Orgasmus zu erleben, da das „Timing" oft Schwierigkeiten bereitet.

Wer kennt das nicht: Man ist mitten im Liebesakt und gibt sein bestes. Man(n) kämpft damit, nicht zu nahe an den eigenen Orgasmus zu kommen, weil man(n) ihr ja auch einen bescheren möchte. Sie steuert langsam auf ihren Höhepunkt zu und ruft „ja, fester" oder „nicht aufhören" oder „weiter so". Man selbst weiß, dass - wenn man das gewünschte Tempo hält, oder gar noch steigert - der eigene vorzeitige Samenerguss vorprogrammiert ist.

Andererseits will man ja auch nicht das Tempo drosseln und sie damit aus dem Rhythmus bringen. Das ist für sie so, wie kurz vor der Ziellinie ausgebremst zu werden – und damit gleichermaßen unbefriedigend.

Manche Ratgeber empfehlen, an etwas anderes (möglichst Unerotisches) zu denken, um die eigene Erregung im Zaun zu halten und einen vorzeitigen Orgasmus zu bremsen. Aber seien wir mal ehrlich: Wer, der gerade mit der „schönsten Nebensache der Welt" beschäftigt ist, möchte ausgerechnet in diesem Moment an etwas Unerotisches denken?

Außerdem kommt es einem Kampf gegen den eigenen Körper gleich. Die Befriedigung bleibt dabei – zumindest für den Mann – auf der Strecke.

Was tun? Die Lösung des Problems ist denkbar einfach: „Kommen" und weitermachen! Jetzt denkst du vielleicht: „Wie denn? Dann ist die Erektion doch weg! Ich kann ja auch nicht mit gekochten Spaghetti Mikado spielen."

Der männliche Multi-Orgasmus bietet einen Ausweg aus dieser Situation. Du wirst lernen, nach dem Orgasmus die Erektion zu halten, um danach eine neuen Höhepunkt zu erleben. Dieses Buch soll Mann und Frau gleichermaßen Befriedigung verschaffen. Durch den Kauf dieses Buches zeigst du, dass du bereit bist, eine Technik zu erlernen, die vor allem deiner Partnerin zugute kommt. Vielleicht hast du es aus diesem Grund auch geschenkt bekommen.

Einmal erlernt, nimmt dir die Fähigkeit zum Multi-Orgasmus den Druck, der vom „Damoklesschwert" - vorzeitiger Samenerguss - ausgeht. Du wirst lernen, volle Kontrolle über deinen Erregungsgrad und über deine Erektion zu erlangen. Deine Partnerin profitiert davon, und außerdem steigert es das Gefühl von Intimität durch die Zeit und die Lust, die ihr beide von nun an auf ganz neue Art genießen könnt.

Mittlerweile fragst du dich sicherlich schon ungeduldig nach dem „Wie?". Darauf kommen wir gleich! Zuerst müssen wir noch ein paar „alte Zöpfe" abschneiden und einige Irrtümer aus der Welt schaffen. Mehr dazu im folgenden Kapitel.

3. Sexuelle Irrtümer

Wie ich in der Einleitung bereits erwähnt habe, war auch ich der Überzeugung, selbst nicht fähig zu sein, multiple Orgasmen zu erlernen. Doch neben diesem Irrtum stieß ich bei meiner Recherche auf weitere Denkfehler, die bis dahin für mich selbstverständlich waren. Ein passender Spruch, der nicht nur auf dieses Thema anwendbar ist: **Der denkende Mensch ändert seine Meinung.**

Mach' dich also bereit, in diesem Kapitel etwas Neues zu lernen, das vielleicht deinen alten Überzeugungen widerspricht. Denn folgendes Wissen ist das Fundament für die Fähigkeit, multiple Orgasmen haben und lernen zu können.

Eine weitere Weisheit, die gut auf dieses, aber auch auf andere Themen anwendbar ist, hat Albert Einstein geprägt: „Die Probleme, denen wir heute gegenüberstehen können nicht mit der Sichtweise gelöst werden, die wir hatten, als die Probleme entstanden."

Das Problem ist in unserem Fall die Limitierung auf einen einzigen Orgasmus. Also machen wir es, wie Albert es vorschlägt, verwerfen unsere bisherige Sichtweise und halten nach einer besseren Ausschau. Du wirst es nicht glauben, aber ich habe da zufällig ein paar passende parat.

Irrtum I: Orgasmus = Ejakulation

Der wichtigste Irrtum für unser Thema ist der immer noch sehr weit verbreitete Glaube, Orgasmus und Ejakulation seien ein und dasselbe. **Dies ist definitiv falsch!** Zwar folgt die Ejakulation meist unmittelbar auf den Orgasmus (0,5-2 Sek), doch sind es zwei eindeutig unabhängige Erlebnisse.

Diese Trennung ist deshalb so wichtig, weil sie multiple Orgasmen überhaupt erst möglich macht. Doch wie kommt es überhaupt zu diesem Irrtum, den selbst Sexualforscher lange Zeit für wahr hielten?

Dazu ist es notwendig, einen Blick auf die sexuelle Entwicklung in der Jugend zu werfen.

Die Entwicklung in der Pubertät

Kinder beschäftigen sich relativ ungezwungen mit ihrer Sexualität, bis sie von Eltern und Gesellschaft mitbekommen, dass „man sich da nicht anfasst" oder „über so was nicht öffentlich spricht". Manche spüren es, dass es den Eltern unangenehm ist, über Selbstbefriedigung zu sprechen, andere haben vielleicht nicht einmal das Glück, auch nur ansatzweise mit Ihren Eltern darüber sprechen zu können. Es entsteht ein Gefühl der Unsicherheit, bis hin zu Angst. Besonders, wenn es um die ersten Samenergüsse geht.

Natürlich haben die meisten Kinder auch vorher schon Orgasmen bei der Erforschung des eigenen Körpers erlebt. Ein bis dahin unbekanntes Gefühl der Lust, das mit nichts vergleichbar ist. Und es gelingt so einfach. Selbst nach der ersten Erregungs-Spitze ist es möglich, das lustvolle Gefühl durch weitere Reize zu wiederholen.

Die erste Ejakulation hingegen ist für viele Kinder ein Schock. Wer noch nie etwas über diese natürliche Körperfunktion gehört hat, reagiert mit verschämter Verwirrung bis hin zu panischer Angst. Zwar ist das Glücksgefühl bei Erreichen des Höhepunkts das gleiche, jedoch macht der Samenerguss vieles anders. Einerseits die Peinlichkeit, die die Flecken mit sich bringen, andererseits die Schwierigkeit, das Glücksgefühl zu wiederholen. Der Erguss macht Schluss.

Manche - heute multi-orgasmischen - Männer haben schon als Jugendliche versucht, die Ejakulation zu vermeiden. Sie konnten, mit einiger Anstrengung, die gleichen Höhepunkte wie vorher genießen – ohne dass der Samenerguss der Freude frühzeitig ein Ende bereitete. Diese Männer haben selbst die Fähigkeit zum multiplen Orgasmus erlernt, und für sie ist es etwas ganz Natürliches.

Doch das ist die Ausnahme. Die meisten Jugendlichen finden sich mit dem „Schicksal" ab und sehen es als gegeben, dass ein einziger Höhepunkt genug ist.

Orgasmus und Ejakulation

Der **Orgasmus** selbst wird definiert als ein Höhepunkt emotionaler und körperlicher Reaktionen. Der Puls steigt kurzzeitig an und fällt nach dem Orgasmus wieder ab. Die Beckenmuskulatur kontrahiert. Das Spektrum der Gefühle reicht dabei von einem wohligen Kribbeln bis zum Einswerden mit dem Universum.

Die **Ejakulation** lässt sich wiederum in drei einzelne Phasen unterteilen. In der ersten Phase heben sich die Hoden und werden in die für die Ejakulation notwendige Haltung gebracht. Prostata, Samenleiter und Darmschließmuskel kontrahieren. Diese Phase der Ejakulation wird auch als *Kontraktionsphase* bezeichnet. Durch diese und weitere Muskelkontraktionen der Beckenmuskulatur wird das Sperma in der so genannten *Expulsionsphase* durch den Samenleiter gepresst und aus dem Penis hinausgeschleudert.

Nach der eigentlichen Ejakulation setzt die so genannte *Refraktionsphase* ein. Eine Überempfindlichkeit der Eichel, Rückgang des Blutstaus und damit Verlust der Erektion, Absenken der Hoden sowie ein Gefühl von Entspannung bis hin zu Müdigkeit.

Diese recht oberflächliche Abhandlung über die Vorgänge bei Orgasmus und Ejakulation sollen nur veranschaulichen, dass es zwei unabhängige Ereignisse sind, die aufeinander folgen können, aber nicht müssen. Ich habe anfangs versprochen, dass ich dich nicht mit medizinischen Detailbeschreibungen langweilen will. Wichtig für das Erlernen von multiplen Orgasmen ist auch kein anatomisches Detailwissen, sondern nur der Umstand, dass Orgasmus und Ejakulation nicht dasselbe sind. Die Ejakulation ist ein Reflex, der vom Orgasmus ausgelöst wird. Diesen Reflex zu kontrollieren ist der Weg zu mehrfachen Orgasmen.

Du wirst Techniken lernen, wie du eine Ejakulation verhindern und trotzdem einen Orgasmus erleben kannst. Die mit der Ejakulation verbundene Refraktionsphase bleibt somit aus und die Erektion bleibt bestehen.

Die Sexualforscher Hartman und Fithian meinen zu diesem Irrtum: „ Wir sind überzeugt, dass die einzigen Hindernisse für einen Mann, mehrfache Orgasmen zu erleben, in einer erziehungsbedingten Überzeugung und der Hinnahme der fixen Idee bestehen, dass bei einem Mann Orgasmus und Ejakulation stets zusammenfallen müssen."

Irrtum II:
Nur Frauen können multiple Orgasmen haben

Der zweite Irrtum, von dem es sich zu lösen gilt, ist der Glaube, nur Frauen könnten einen multiplen Orgasmus haben. Du wirst bald lernen, dass der Orgasmus der Frau im Allgemeinen dem des Mannes sehr ähnlich ist. Doch zuerst ein kleiner Ausflug in die Geschichte.

Der gesellschaftliche Umgang mit dem Orgasmus

Vor ca. 100 Jahren wurden Frauen, die einen Orgasmus hatten, moralisch verachtet. Nur Prostituierten und anderen sexuell fragwürdigen Frauen wurde Spaß am Sex zugesprochen. „Anständige" Frauen betrachteten Sex als eheliche Pflicht. Falls sie ihn dennoch genossen war es nicht schicklich, dies zu zeigen.

Wie schon im Kapitel „Sexuelle Revolution" erwähnt, hat sich dies glücklicherweise geändert. Frauen gelangten über die Jahre zu mehr sexueller Selbstbestimmtheit. Sie selbst und die Literatur entdeckten den Orgasmus, den mehr und mehr Frauen genießen konnten. Doch dass Frauen multiple Orgasmen haben können war zu Beginn der Entwicklung noch eine Ausnahme. Die Männer, meist auf ihre eigene Befriedigung bedacht, hielten selten so lange durch, dass sich dieses Phänomen zeigen konnte.

Erst seit etwa 50 Jahren gilt der Orgasmus der Frau als normal. Man fand heraus, dass Frauen, die nach dem ersten Orgasmus weiter stimuliert wurden, noch weitere Höhepunkte haben können. Dies bestätigte sich durch die Forschungen auf diesem Gebiet, die vor etwa 30 Jahren begannen. Dem Orgasmus des Mannes wurde kaum Beachtung geschenkt.

Doch auch hier scheint eine ähnliche geistige Sperre zu bestehen wie bei der Entwicklung der weiblichen Sexualität. Bedingt durch christlichen Glauben, der dem Sex als einzige Bestimmung die Fortpflanzung zusprach, wurde akzeptiert, dass Männer nur einen Orgasmus zusammen mit der Ejakulation haben können. Auch die Forschung sah es als gegeben, und Anstrengungen, dies zu widerlegen, wurden nicht unternommen.

Orgasmus-Forschung

Erst die Sexualforscher Hartman und Fithian beschäftigten sich ab Ende der 70er Jahre gezielt mit dem Orgasmus des Mannes. Sie betraten wissenschaftliches Neuland und wurden anfangs von vielen Kollegen verspottet, die ihrer These zum männlichen Multi-Orgasmus keine Bedeutung beimaßen. Doch der Erfolg gab ihnen schließlich Recht. Sie zeigten mit ihrer Forschung sowohl, dass männlicher Multi-Orgasmus möglich ist, als auch, dass er erlernbar ist. Einen ähnlichen Befund machten unabhängig davon auch die Wissenschaftler Robbins und Jensen in ihrem 1978 erschienen Artikel „Multiple Orgasms in Males".[1] Doch erst Hartman und Fithian führten zu dem Thema eine groß angelegte Studie durch. Sie untersuchten 740 Personen, davon 282 Männer. Von diesen waren 33 multi-orgasmisch. Die Reaktionen der Versuchspersonen wurden sowohl bei der Selbstbefriedigung als auch beim Geschlechtsverkehr von Messinstrumenten aufgezeichnet.[2]

Dabei zeigte sich, dass die Kurven, die durch die Pulsmessung entstanden, bei Mann und Frau fast gleich sind. Beim Orgasmus steigt der Puls kurzzeitig an, um kurz danach wieder abzusinken. Die Zeitspanne, die ein Orgasmus dauert, liegt grundsätzlich zwischen 6-30 Sek. Die Zeit bis zum Erreichen eines Orgasmus ist für alle Menschen sehr unterschiedlich und reicht von 2 Minuten bis zu einer Stunde.

Es gibt zwei Arten von multiplen Orgasmen.

- **Diskrete Multi-Orgasmen** – hierbei sinkt der Puls wieder auf das Ausgangsniveau zurück

- **Kontinuierliche Multi-Orgasmen** – hierbei fällt der Puls zwischen den Orgasmen nicht bis auf die Grundlinie zurück, sondern bleibt hoch.

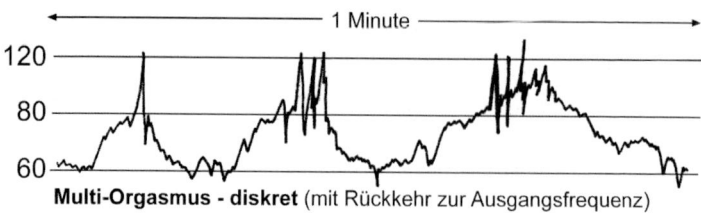

Multi-Orgasmus - diskret (mit Rückkehr zur Ausgangsfrequenz)

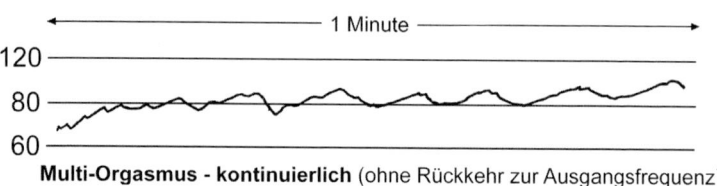

Multi-Orgasmus - kontinuierlich (ohne Rückkehr zur Ausgangsfrequenz)

Abbildung 2: diskrete und kontinuierliche multiple Orgasmen (Quelle: Hartman und Fithian)

Beide Arten von Orgasmen wurden sowohl bei Frauen als auch bei multi-orgasmischen Männern festgestellt. Die Puls-Kurven von Mann und Frau gleichen sich dabei sehr.

Daraus folgt, dass auch Männer multiple Orgasmen haben können, wenn sie in der Lage sind, die Ejakulation und die damit verbundene Refraktionsphase zu vermeiden. Welche Möglichkeiten es gibt, die Ejakulation zu vermeiden, erfährst du in Kapitel 5.

Irrtum III:
„Trockene" Orgasmen sind weniger befriedigend

An dieser Stelle soll gleich noch mit einem weiteren Vorurteil aufgeräumt werden, das man oft hört, wenn Männer mit der Trennung von Orgasmus und Ejakulation konfrontiert werden: Orgasmen ohne Ejakulation seien weniger befriedigend.

Aus diesen Männern spricht allein die Unwissenheit und vielleicht auch ein wenig Neid. Das Gegenteil ist der Fall! Durch die Ermüdung, die die Refraktionsphase nach der Ejakulation mit sich bringt, ist der „trockene Orgasmus" eigentlich befriedigender. Manche Männer verzichten sogar völlig auf die Ejakulation, da sie den damit verbundenen Energieverlust vermeiden wollen. Wer Sex nur als Maßnahme betrachtet, sich abzureagieren, der mag die Ejakulation als größere Befriedigung empfinden. Wer aber Sex aus Spaß am Sex betreibt, für den ist der Samenerguss das unbefriedigendere Ereignis, vor allem wenn er dem Liebesspiel ein ungeplantes Ende setzt.

Wer einmal die Fähigkeit zu multiplen Orgasmen erlangt hat, möchte sie nicht mehr missen. Es mag in der „Trainingsphase" vielleicht noch als etwas ungewohnt oder anstrengend erscheinen, die Ejakulation aufzuhalten. Doch wer die Technik erst mal beherrscht, der weiß, wie befriedigend auch „trockene Orgasmen" sein können. Einmal erlernt, ist die Anstrengung so gering und die Kontrolle über den eigenen Körper so groß, dass man nicht mehr darauf verzichten möchte. Weiterhin werde ich dir Techniken zeigen, wie man den Orgasmus auf den ganzen Körper ausweiten kann. Dann wird der Beckenorgasmus zum Ganzkörperorgasmus. Aber dazu später mehr.

Es ist auch nicht der einzige Grund, das Liebesspiel zu verlängern, um die Partnerin besser befriedigen zu können. Viele multiorgasmischen Männer, ich eingeschlossen, nutzen diese Technik auch bei der Selbstbefriedigung, um die eigene Lust zu verlängern. Dies sollte jedem Argument genug sein, dass es vor allem der eigenen Befriedigung dient.

Ob mit oder ohne Ejakulation, die Orgasmen sind jeder auf seine Weise befriedigend. Es ist aber ein sehr gutes Gefühl, die Wahl zu haben!

Warum kaum einer das „Geheimnis" kennt

Eine Frage, die du dir vielleicht auch schon gestellt hast, ist: Wie kommt es, dass diese Fähigkeit ein „Geheimwissen" ist? Nun, geheim ist es natürlich nicht. Es ist nur ein Wissen, das sich nicht von allein verbreitet. Die sexuelle Entwicklung lief über die Jahrhunderte je nach Kulturkreis sehr verschieden ab. Die folgenden Kapitel geben einen kurzen Überblick.

Geschichtliche Entwicklung

Die ersten Aufzeichnungen sind aus China bekannt, wo das Wissen von Adligen und reichen Kaufleuten geheim gehalten wurde. Deshalb heißt ein Punkt im Genitalbereich nach der chinesischen Lehre bezeichnenderweise „Punkt der Million Goldstücke" (mehr dazu später). Dieses Wissen war damals sehr teuer und wurde deshalb gehütet. Damals war es also wirklich noch ein „Geheimwissen". Ähnlich dem Kung Fu konnten sich Schüler bei einem Meister ausbilden lassen, um in die Geheimnisse eingeweiht zu werden.

Die erste „öffentliche Schrift", die das Thema behandelte, war Das „Tao der Liebe". Auch danach war das Wissen den gehobenen Klassen vorbehalten, da Bildung und die Fähigkeit zu lesen ein Privileg waren. Die Betonung liegt auf der Verlängerung der sexuellen Begegnung zwischen Mann und Frau. Dies kann mit und ohne Geschlechtsverkehr geschehen und bringt beide in einen Zustand spiritueller Ekstase.

Das „Tantra" gilt als das indische Äquivalent zum „Tao der Liebe". Das Tantra ist in seinen sexuellen Beschreibungen stark an religiöse Praktiken dieser Zeit angelehnt. Der Samen des Mannes galt als heilig, und es wurde als schwächend für die Gesundheit angesehen, ihn zu vergeuden. Es wurden Praktiken beschrieben, wie der Mann seine Ejakulationen unter Kontrolle bringen kann. Die Verlängerung geschieht, ähnlich dem „Tao der Liebe", durch Vermeidung der Ejakulation. Eine Beschränkung der Zahl der Orgasmen hat dies jedoch nicht zur Folge.

Eine weitere Technik, die in mehreren Kulturen praktiziert wurde, ist die „retrograde Ejakulation". Dies bedeutet, dass die Ejakulation bewusst in die Blase umgeleitet wird. Dies kann durch Anspannung des Schließmuskels oder durch Druck mit den Fingern geschehen. Eine Ejakulation nach außen findet nicht statt. Das Ejakulat wird dann beim nächsten Urinieren, ohne gesundheitliche Nebenwirkungen, ausgeschieden. Dies war für einige Kulturkreise eine wirkungsvolle Methode zur Geburtenkontrolle. Da bei dieser Technik aber dennoch ejakuliert wird, verschwindet meistens auch die Erektion. Deshalb ist sie für multiple Orgasmen weniger geeignet. Wir kommen im Übungsteil noch auf dieses Phänomen zu sprechen, da es beim Multi-Orgasmus-Training vorkommen kann, dass der Orgasmus zwar „trocken" ist, die Erektion aber dennoch nachlässt. Mehr dazu später.

Der Samen des Mannes galt also in vielen Kulturen als heilig. Dennoch wurde mit sexuellem Vergnügen freizügiger umgegangen als im Christentum. Es war sogar Bestandteil der religiösen Sexualität, den Geschlechtsakt gezielt zu verlängern. Deshalb wurden Techniken entwickelt, die es Männern ermöglichten, sexuelle Freuden zu genießen, ohne den wertvollen Samen zu vergeuden.

Anders als im Westen war es wohlhabenden Männern in östlichen Kulturen möglich, mehrere Frauen zu haben. Es galt sogar als Statussymbol: finanziell und sexuell. Wer mehrere Frauen aushalten und befriedigen konnte, genoss hohes Ansehen. Damit entstand gleichzeitig ein Ansporn, die sexuelle Leistungsfähigkeit zu steigern - entweder durch Verzögerung des Orgasmus oder durch multiple Orgasmen.

Der Einfluss christlicher Religion

„Seid fruchtbar und mehret euch"... aber habt bloß keinen Spaß. Vom Christentum wurde ausschließlich der Fortpflanzungsaspekt der Sexualität propagiert. Die sexuelle Lust oder gar Ekstase galt im Christentum als Sünde: Kontrolle des Volkes durch Verteufelung körperlicher Freuden. Die Kirche weckte Schuldgefühle, die bis heute anhalten. Für viele ist selbst das Masturbieren oder gar das bloße Anfassen der Genitalien mit der Hand sündhaft.

Von diesen Wertvorstellungen sollte man sich befreien, denn sie entbehren mittlerweile jeder Grundlage – außer dem Starrsinn. War der Ansporn zur Fortpflanzung in Zeiten mit hoher Säuglingssterberate noch nachvollziehbar, so hat sich die Bevölkerungsproblematik längst ins Gegenteil verkehrt. Geburtenkontrolle ist mittlerweile notwendig, um die Überbevölkerung in den Griff zu bekommen. Hier erfährt die Kirche sogar Kritik aus den eigenen Reihen, wenn sie z.B. Verhütungsmittel in Dritte-Welt-Ländern verbietet.

Schon immer schaffte die Kirche eine Kluft zwischen Arm und Reich. Im Mittelalter wurden die Reichen im Lesen unterrichtet, während die Armen bewusst dumm gehalten wurden. Für die Reichen diente schon damals sexuelle Lust der Zerstreuung und wurde von der Kirche geduldet, während den Armen die Freuden des Körpers als unrein und sündhaft ausgeredet wurden.

Sex ist ein wichtiger Teil der Liebe und des Lebens. Wer sexuell weiterkommen und eine höhere Ebene der körperlichen Lust erleben will, der sollte sich von jeglichen Schuldgefühlen frei machen. Alles ist erlaubt, solange es beiden gefällt und nicht durch Zwang, sondern durch Liebe und Lust entsteht.

Warum kaum jemand von allein auf multiple Orgasmen kommt

In unserer Kultur ist die sexuelle Entwicklung eines Jungen oft noch tabuisiert. Bei den ersten sexuellen Erfahrungen am eigenen Körper wird – bedingt durch das schlechte Gewissen – meist onaniert wie „auf der Flucht". Zu groß ist die Angst, erwischt zu werden.

Da die einmal erlernte Technik zum „Erfolg" (Orgasmus) führt, besteht wenig Grund, weiter zu experimentieren oder nachträglich die Technik noch zu ändern. Zumal es auch keine Anhaltspunkte dafür gibt, dass es anders noch besser „funktioniert". Diejenigen, die es in der Pubertät gelernt haben, multi-orgastisch zu werden, halten dies für ebenso natürlich wie die Männer, die sich mit einem Orgasmus abgefunden haben. Ein Austausch zwischen diesen Gruppen findet selten statt.

Da die wenigsten wissen, dass Männer multiple Orgasmen haben können und dass diese Fähigkeit erlernbar ist, sucht auch kaum jemand gezielt nach diesbezüglichen Informationen. Wahrscheinlich bist auch du eher zufällig auf dieses Buch gestoßen. Lass' dir sagen: Das war wahrscheinlich der beste „Spontankauf" deines Lebens.

Sex & Kommerz

Ein anderer möglicher Grund für die langsame Entdeckung dieses Geheimnisses in der heutigen Zeit, ist vielleicht die Kommerzialisierung von Sex. Überflutung der sexuellen Reize durch Medien wie Internet und Fernsehen. Zeit ist Geld. Schnelle Triebbefriedigung wird überall versprochen.

Doch ist sie das Ziel? In der Pornoindustrie ist der so genannte „Cum-Shot" (die Aufnahme der Ejakulation) das Maß aller Dinge – der Höhepunkt – der Beweis für den Orgasmus.

Es fällt schwer dagegen anzugehen und zu erklären, dass Orgasmus und Ejakulation eben nicht zusammenhängen, die Ejakulation eigentlich kein Zeichen für die Manneskraft ist, sondern eine Verhinderung des Samenergusses zu mehreren Orgasmen und dadurch mehrfacher Befriedigung führt. Für den Mann wie auch für die Frau. Ich bin kein Moralapostel und ich will auch keinem die Lust auf Pornografie nehmen. Ich möchte dir nur die Augen öffnen, damit du erkennst, wie du manipuliert wirst. Bedenke, dass Pornofilme auf die Stoßbewegungen der männlichen Hand abgestimmt sind und der Komplexität einer realen, ekstatischen Sexualität nicht gerecht werden können.

Nimm dir Zeit für Sex. Ob Selbstbefriedigung oder Sex mit der Partnerin - die Befriedigung, die du dadurch erfährst, wird sich auf jeden Fall steigern.

Die simple Formel hierzu:
Mehrere Orgasmen sind besser als einer!
Sex macht Spaß!
Mehr Zeit = mehr Spaß!

4. Penis & Co. – die Werkzeuge zum Erfolg

Das eigentliche Geheimnis hast du ja schon kennen gelernt. Es besteht darin, dass Orgasmus und Ejakulation nicht dasselbe sind. Ja gut, wirst du sagen, aber was bringt mir das? Nun, dieses Wissen ist das Fundament für alle weiteren Techniken. Diese zielen nämlich darauf ab, diese Trennung herbeizuführen, genauer gesagt die Ejakulation zu verhindern und dennoch einen Orgasmus zu haben. Einen? Nein, eben nicht! Der Vorteil, wenn die Ejakulation verhindert wird, ist nämlich, dass die Erektion erhalten bleibt. Und das eröffnet die Möglichkeit zu weiteren Orgasmen. So viele du selbst willst!

Dieses Kapitel ist eine Anatomiestunde der besonderen Art. Ziel ist es, ein Maximum an Vergnügen aus deinen „Werkzeugen" herauszuholen. Dafür musst du sie aber erst mal besser kennen lernen, und wahrscheinlich wirst du auch ein paar neue entdecken, die du bisher vernachlässigt hast. Nicht alle sind notwendig, um den multiplen Orgasmus zu erlernen, aber alle können dir zusätzlich eine Menge Spaß bereiten. Es lohnt sich also, einen theoretischen Abstecher zu machen.

Im nächsten Kapitel wird die MO-Technik beschrieben, also der Einsatz der „Werkzeuge". Dann ist endlich Schluss mit aller Theorie und es geht in die Praxis: Schritt für Schritt zum multiplen Orgasmus.

Doch zuerst müssen wir uns einem alten Bekannten zuwenden:

Der Penis, das unbekannte Wesen

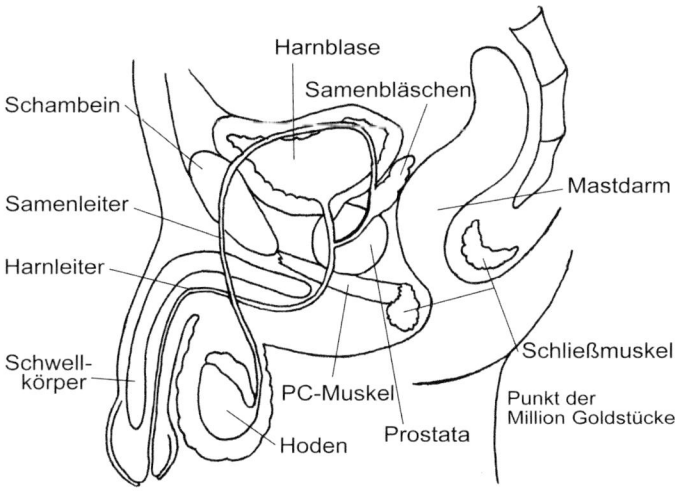

Abbildung 3: Der Penis

Dein Penis ist einer deiner längsten Bekannten. Ihr seid euch körperlich nah und du gibst ihm täglich die Hand. Trotzdem haben viele Männer ein gespaltenes Verhältnis zu ihrem Penis. Zu groß, zu klein, zu dick, zu dünn oder krumm. Die wenigsten sind völlig zufrieden mit seinem Aussehen. Und doch identifizieren sich viele mit ihm. Sie geben ihm Namen oder sprechen sogar mit ihm. Warum geben Männer ihrem Penis einen Namen? Weil sie den Namen von dem kennen möchten, der die ganzen Entscheidungen trifft. Aber Spaß beiseite.

Dieses distanzierte Verhältnis führt dazu, dass man den Penis als Fremdkörper behandelt. Man spricht ihm einen eigenen Willen zu, der vor allem dann zu Tage tritt, wenn man es selbst ganz anders will. Dies kann oft zu peinlich empfundenen Momenten führen. So erigiert er zum Beispiel in der Sauna oder er tut es eben nicht, wenn man es eigentlich gern möchte – beim Liebesspiel. Die Angst, die man dadurch vor seinen Reaktionen entwickelt, führt letztendlich zu selbst erfüllenden Prophezeiungen und damit zu einer Kontrolle des Penis über einen selbst.

Doch eigentlich sollte es genau umgekehrt sein. Du selbst willst die Kontrolle über deinen Penis haben. Dafür ist es aber zunächst einmal notwendig, ihn so zu akzeptieren, wie er ist. Sieh ihn als Teil deines Körpers und nicht als eigenständiges Wesen.

Nimm ihn an, so wie er ist, und sei stolz auf ihn. Er ist einzigartig! Dann kannst du auch lernen ihn zu kontrollieren, anstatt von ihm kontrolliert zu werden. Auch wenn er dir zu klein oder zu krumm erscheint, ein Penis, der von dir kontrolliert wird, ist für jede Frau befriedigender als ein objektiv „schönerer" Penis, der seinen Herrn kontrolliert. Dies führt nämlich zu Ängsten die sich äußerst negativ auf das Liebesleben auswirken. Also Schluss damit. Du wirst in diesem Buch lernen, dich mit deinem Penis und seinen Reaktionen bekannt zu machen. Dies wird dir einen sexuellen Energieschub verpassen.

Wie hast du ihn eigentlich näher kennen gelernt? Im Kindesalter war zuerst Weitpinkeln angesagt. Später in der Pubertät entdecktest du den Penis neu, als Quelle der sexuellen Lust. Damals machte es dir noch Spaß, dich näher mit ihm zu beschäftigen. Doch das war wahrscheinlich die letzte Gelegenheit des intensiven Kontakts. Du hast experimentiert und geforscht und bist schließlich darauf gestoßen, wie er „funktioniert". Dieses Wissen reichte dir aus, und du hast es über die Jahre kaum mehr verändert.

Doch wer wirkliche Kontrolle erlangen möchte, dem reicht es nicht zu wissen, wie etwas funktioniert. Vielleicht hast du als Kind ein Musikinstrument bekommen – eine Flöte oder eine Mundharmonika. Ja, reinblasen bringt Töne hervor. Doch wenn du das Instrument wirklich beherrschen willst, dann musst du lernen, es richtig zu benutzen – und üben. Du bist unmusikalisch? Nun, mit dem Fahrrad oder einem Skateboard ist es ähnlich. Jeder kann Fahrrad fahren. Doch es gibt Leute, für die Fahrradfahren zur Leidenschaft wird und die mit dem Fahrrad die tollsten Kunststücke vollführen. Die Fähigkeit, einfach nur zu fahren, reicht ihnen nicht. So ist es mit vielen Sachen – auch mit deinem Penis.

Nicht jeder will ein Musikvirtuose werden oder Fahrrad-Experte, aber wer erfüllenden Sex haben will, der sollte zumindest das wichtigste Instrument dafür richtig beherrschen. Ja, das möchtest du? Dann hast du das richtige Buch gekauft, denn Fahrradfahren lernst du hier nicht.

Viele Männer haben den Ansporn, ein besserer Liebhaber zu werden. Deshalb kaufen sie sich Bücher, die ihnen genau sagen, wie sie eine Frau befriedigen können. Sie lernen die richtigen Tasten auf dem Klavierkörper der Frau zu spielen. Das ist auf jeden Fall begrüßenswert. Doch das wichtigste Instrument, der Penis, wird meist vernachlässigt. So wichtig es ist, sich mit der Anatomie der Frau vertraut zu machen - ist es nicht mindestens ebenso wichtig, erst mal seinen eigenen Körper kennen zu lernen? Genau das lernst du hier.

Der Penis selbst ist kein Muskel, sonst wären die Fitness-Studios sicher ausgebucht. Dort lernen die Männer den Körper aufzubauen. Sie legen sich eine Menge „Dynamit" zu – doch die „Zündschnur" wird vernachlässigt. Es gibt jedoch einen Muskel, der ganz wesentlich für die Kontrolle des Penis ist. Ihn zu trainieren ist das Hauptziel! Die gute Nachricht: Du brauchst dafür kein Fitness-Studio und auch sonst keine Geräte – und nur wenige Minuten am Tag genügen.

Der „PC-Muskel"

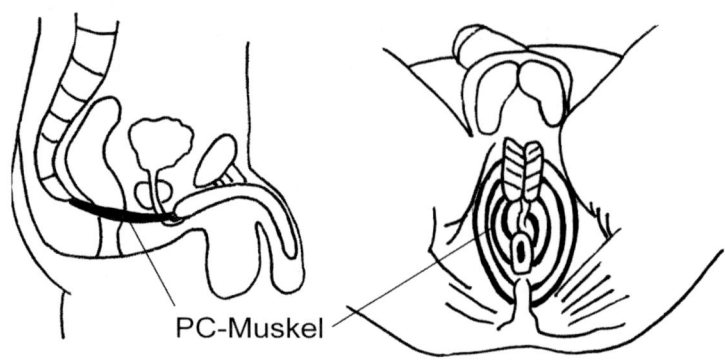

Abbildung 4: Pubococcygeus-Muskel (PC-Muskel)

Der wichtigste Muskel in diesem Zusammenhang ist der Pubococcygeus-Muskel. Pubo... was? Egal. Wir nennen ihn im Folgenden PC-Muskel.

Dieser Muskel existiert bei Mann und Frau gleichermaßen. Eigentlich ist es eine Kombination aus mehreren Muskelsträngen, die für mehrere Tätigkeiten gebraucht werden. Du kennst ihn vor allem durch die Kontrolle des Harnflusses. Wenn du beim Pinkeln gezielt den Strahl stoppst oder versuchst stoßweise zu pinkeln, dann gebrauchst du genau diesen Muskel. Du hast sicherlich auch schon mal versucht, dein erigiertes Glied durch Muskelanspannung zu bewegen. Auch das ist der PC-Muskel. Ebenso sorgt er bei der Ejakulation für den Ausstoß des Spermas. Alles in allem ein sehr vielseitiger Kollege.

Doch trotzdem führt er ein Schattendasein, denn er ist noch zu viel mehr im Stande. Er ermöglicht multiple Orgasmen, aber nur wenn er richtig trainiert ist. Ein starker PC-Muskel ist Voraussetzung für das Erlernen der MO-Technik! Ohne ihn geht es nicht. Deshalb lernst du im Übungsteil auch, wie du ihn kräftigen kannst. Seine Wichtigkeit kann gar nicht genug betont werden.

Keine Angst – das Training wird nicht allzu hart. Und der Erfolg, den es verspricht, überwiegt den Aufwand bei weitem. Neben der Fähigkeit zu multiplen Orgasmen bringt ein starker PC-Muskel aber noch weitere Vorteile. Als positiver Nebeneffekt beugen gut trainierte Beckenmuskeln Prostata-Problemen und Blasen-Inkontinenz vor. Diese Probleme entstehen im fortgeschrittenen Alter oft durch Muskelschwäche im Beckenbereich.

Außerdem sorgen die Übungen für einen besseren Gesundheitszustand allgemein. Da die Beckenmuskulatur für den restlichen Körper das Fundament darstellt, ist sie sowohl für die Körperhaltung als auch für die Funktion der inneren Organe von entscheidender Bedeutung.

Potenzmittel und Penisvergrößerung als Nebenwirkung

Erektionsschwierigkeiten können zahlreiche Ursachen haben. Viele davon können mit dem PC-Muskeltraining behoben werden! Bei den Muskelübungen wird das gesamte umliegende Gewebe besser durchblutet. Es findet ein Reinigungsprozess statt. Ablagerungen werden dadurch ausgespült. Werden die Übungen konsequent durchgeführt, dann steigert sich die Erektionsfähigkeit als natürlicher Nebeneffekt. Patienten berichten über - durch das Training bedingte - härtere und größere Erektionen.

Oftmals ist die Impotenz auch bedingt durch mangelnden Einsatz. Wer selten oder gar keinen Geschlechtsverkehr hat oder masturbiert, bei dem ist die Beckenmuskulatur meist so geschwächt, dass es nicht ausreicht, das Blut in den Penis zu pumpen. Auch in diesem Fall führt ein PC-Muskel-Training schrittweise zu besserer Durchblutung und somit verbesserter Erektionsfähigkeit.

Der Penis selbst verkleinert oder vergrößert sich ohne chirurgischen Eingriff natürlich nicht. Trotzdem wird bei mangelnder Beckenmuskulatur der Penis über die Jahre in den Körper „gezogen". Dieser Prozess ist von außen als scheinbare Verkleinerung zu beobachten. Er tritt besonders bei Männern auf, die selten sexuell „tätig" werden. Durch PC-Muskel-Training wird die Beckenmuskulatur gestärkt und der Penis wieder nach außen „gedrückt". Dies führt zu einer optischen Penisvergrößerung. Wie oben erwähnt, steigert sich auch die Größe und Härte der Erektionen durch flexible und trainierte Beckenmuskeln. Später wirst du auch noch eine Übung kennen lernen, die speziell auf die Penisvergrößerung abzielt.

Der wichtigste Aspekt, den diese neu gewonnene „Peniskraft" mit sich bringt, ist aber ein gesteigertes Selbstwertgefühl. Wer Kontrolle über seine Beckenmuskeln und damit über seinen Penis erlangt und sich dessen bewusst ist, der braucht sich nicht mehr darüber zu sorgen, ob „er" mal wieder nicht „mitspielt". Er geht mit dem positiven Wissen über die eigenen Fähigkeiten ins Schlafzimmer und macht sich dadurch frei von allen Ängsten und Blockaden, die der häufigste Grund für Erektionsschwierigkeiten sind.

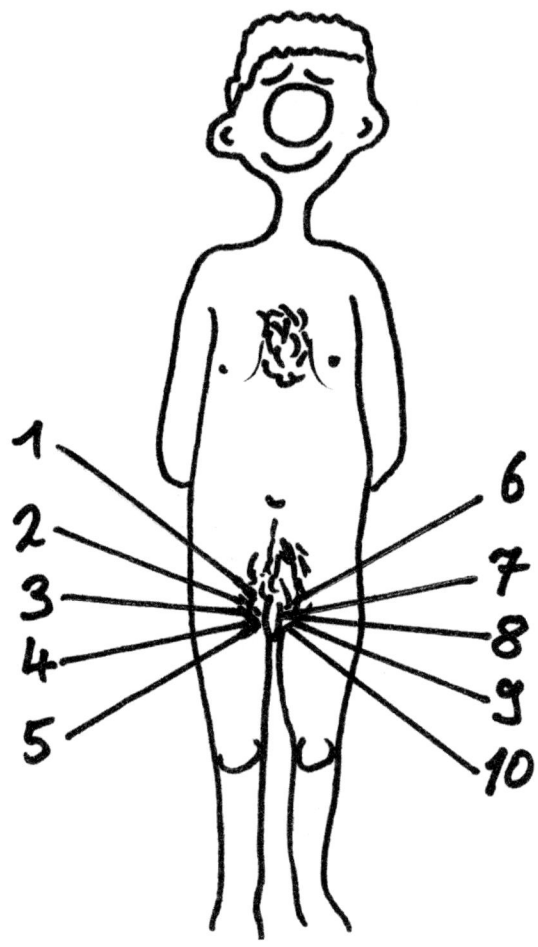

Abbildung 5: Die erogenen Zonen des Mannes

Erogene Zonen

Ja, so fühlt es sich oft an. Tatsächlich dreht sich bei den meisten Männern alles um den Penis. Doch auch wir haben erogene Zonen, die oft vernachlässigt werden und die von vielen Männern ein Leben lang nicht entdeckt werden. Hier macht es sich sehr bezahlt, ein wenig mit dem eigenen Körper zu experimentieren.

Ich werde dir einige Punkte nennen, die du sicher kennst, und andere, die dir völlig neu sind. Vielleicht hast du die bekannten bisher vernachlässigt, weil sie dich nicht so stark erregen wie die Stimulation des Penis. Einerseits sind Männer natürlich verschieden, und für den einen bringt ein bestimmter Punkt mehr Erregung als für einen anderen. Trotzdem solltest du auch wissen, dass verschiedene Punkte erst ab einem bestimmten Erregungsgrad aktiv werden. Mehr über Erregungsgrade wirst du später lernen.

Es lohnt sich also, diesen Umstand zu bedenken und die verschiedenen Punkte sowohl bei der Selbstbefriedigung als auch beim Liebesspiel mit einzubeziehen. Dann wirst du sehen, welche dir einen Lustgewinn bringen und welche bei dir wirklich nicht funktionieren.

Einige der Punkte können dir ein eigenes, einzigartiges Orgasmusgefühl verschaffen, das dir bisher unbekannt war. Auf jeden Fall wird Sex durch Einbezug mehrerer erogener Zonen zu einem multisensorischen Erlebnis, von dem der ganze Körper erfasst wird.

Lass' uns also eine Entdeckungsreise über und in deinen Körper starten.

Brustwarzen

Die meisten Männer messen wahrscheinlich den eigenen Brustwarzen eine eher untergeordnete Bedeutung bei. Viel mehr sind sie hingegen auf weibliche Brüste fixiert. Sowohl bei Männern als auch bei Frauen ist das Erregungs-Potenzial der Brustwarzen von Mensch zu Mensch unterschiedlich. Den einen reicht eine sanfte Berührung, um die Erregung in die Höhe schnellen zu lassen. Die anderen brauchen handfeste Stimulation bis hin zu Zwicken und Beißen. Aber bei den meisten ist es so, dass die Intensität der Berührung mit unterschiedlicher Erregung unterschiedlich wahrgenommen wird.

Manche Männer entdecken, dass die Nerven in den Brustwarzen erst mal durch regelmäßige Stimulation „aktiviert" werden müssen. Es lohnt sich also, die Brustwarzen in das Liebesspiel mit einzubeziehen. Die Partnerin kann dies durch Streicheln, Küssen oder zärtliches Kneifen und Knabbern tun. Bei der Selbstbefriedigung kann man mit der freien Hand neben dem Penis auch weitere erogene Zonen stimulieren - in diesem Fall die Brustwarzen.

Gerade wenn die Brustwarzen bisher nicht auf der Speisekarte des sexuellen Menüs standen, bietet es sich an, ihnen während der Stimulation besondere Aufmerksamkeit zu schenken. Wer bei zärtlichen Brustwarzen-Küssen der Partnerin denkt: „Ja, prima ...wann geht sie endlich zwei Etagen tiefer?", verpasst vielleicht einiges. Besser ist es, der Partnerin zu erklären, dass sie die Art der Berührung variieren soll, und sich auf die eigenen Körperreaktionen zu konzentrieren. Nur dies macht es möglich, einen Lustgewinn zu erkennen und zu verstärken. Auf jeden Fall lohnt es sich immer, auf die Berührungen der Partnerin zu achten, denn meistens zeigen diese einem, wie sie selbst gern berührt werden möchte. Wenn es bei dir anders ist, dann sag ihr das.

Wenn sich deine Brustwarzen auch nach einigen Versuchen als wenig luststeigernd erweisen, dann mache dir keine Sorgen. Du hast deinen Körper auf jeden Fall besser kennen gelernt. Aber man sollte wenigstens kennen, was man ablehnt ... sonst verpasst man vielleicht eine Überraschung.

After

Der After ist eine sehr erogene Zone, da sehr viele Nervenenden in diesem Bereich enden. Viele Männer, sowohl homo- als auch heterosexuelle, schätzen diese Art der Stimulation als großen Lustgewinn. Und doch gibt es viele Männer, die dieses sexuelle Potenzial nie kennen lernen. Es ist eine Tabuzone, die oftmals als schmutzig oder abartig gesehen wird. Viele Männer haben sogar eine Homophobie und somit Angst, als schwul zu gelten oder schwul zu werden, wenn sie sich mit diesem Thema auseinander setzen.

Doch dafür besteht kein Grund. Homosexualität ist eine sexuelle Ausrichtung - unabhängig von analer Empfindlichkeit und sexueller Praxis. Und unrein oder schmutzig ist diese erogene Zone nur, wenn die Hygiene vernachlässigt wird. Um ein wirklich sauberes Gefühl zu haben, kannst du diesen Bereich in der Badewanne erforschen. Hilfreich ist auch etwas Gleitgel.

Die Stimulationsmöglichkeiten sind vielfältig: Äußeres Streicheln und Reiben, Finger- und Dildo-Spiele, Lecken und Küssen. Erlaubt ist, was gefällt. Versuche offen und experimentierfreudig zu sein und nicht abzulehnen, was du gar nicht kennst. Wenn es dir nicht gefällt kannst du es immer noch lassen. Und wenn doch, hast du eine wichtige erogene Zone hinzugewonnen.

Prostata

Anders als Penis, Brustwarzen und After ist die Prostata eine erogene Zone, die von außen nicht sichtbar ist. Diese innen liegende Drüse hat etwa die Größe und Form einer Kastanie aber das Erregungspotenzial einer Wassermelone. Ich will der Wassermelone an sich natürlich keinen sexuellen Stellenwert beimessen, obwohl ich da mal von einem Insel-Stamm gehört habe ... aber lassen wir das.

Die meisten Männer kennen die Prostata nur von den unangenehmen Untersuchungen beim Arzt, die den gefürchteten Prostatakrebs frühzeitig entdecken helfen. Durch die in diesem Buch beschriebenen Übungen beugst du Prostata-Problemen vor! Die Übungen zum Training des PC-Muskels stärken deine gesamte Beckenmuskulatur und massieren die Prostata, wodurch sie gut durchblutet und gesund bleibt.

Kurz zu Funktion und Aufbau der Prostata: In der Prostata wird der größte Teil der Samenflüssigkeit produziert, die beim Orgasmus ausgestoßen wird. Die Samenzellen stammen allerdings aus den Hoden. Die Prostata besteht aus etwa 40 einzelnen Drüsen, die von einer Kapsel aus Bindegewebe umgeben und in einen Muskel eingebettet sind. Bei der Ejakulation presst die Muskulatur das Sekret in den Samenleiter, der in die Harnröhre mündet. Die Harnröhre verläuft durch die Mitte der Prostata. Das war das Wichtigste in Kurzform. Kommen wir zum Lustgewinn.

Wird die Prostata in das Liebesspiel mit einbezogen, dann kann sie ihr orgastisches Potenzial entfalten. Und tatsächlich kann die Prostata mit dem G-Punkt der Frau verglichen werden. Perry, Kahn und Whipple kommen in ihrer Publikation „The G-Spot" zu dem Ergebnis, dass die Prostata neben dem Penis eine eigene Art von Orgasmen auslösen kann.[3] Der Unterschied gleiche dem weiblichen Unterschied zwischen klitoralem und vaginalem Orgasmus.

Zu beachten ist noch, dass die Prostata - wie auch der G-Punkt der Frau - erst ab einem bestimmten Erregungsgrad als Lustpunkt aktiv wird. Das ist auch der Grund, warum bei der ärztlichen Untersuchung keine Freude aufkommt.

Wie kann man sich diese sexuellen Genüsse erschließen?

Am besten lässt sich die Prostata erreichen, wenn man auf dem Rücken liegt. Die Beine entweder gespreizt und aufgestellt oder mit den Knien an die Brust gezogen. Jetzt kann entweder die Partnerin oder man selber 3-5 cm in den After eindringen und nach der „Kastanie" suchen. Variiere Art und Druck der Berührung (streicheln, klopfen, drücken). Achte darauf, dass die Fingernägel geschnitten sind und dass du ein Öl oder besser ein Gleitgel auf Wasserbasis verwendest.

Wenn keine anale Penetration erwünscht ist, kann man auch durch mittleren bis starken Druck den Damm kurz vor dem After stimulieren. Dazu mit den Fingerspitzen in kreisenden Bewegungen massieren.

Einen besonderen Genuss bereitet es, wenn die Partnerin die Prostata-Stimulation mit oraler Befriedigung verbindet. Oder wie der Hustler-Verleger Larry Flint sagt: „Blasen, Finger im Arsch und dabei ´ne gute Zigarre - das ist für mich das Paradies."

Damm

Der Damm hat das Problem, dass er zwischen den Attraktionspunkten Penis und After liegt und ihm deshalb kaum Beachtung geschenkt wird. Aber bevor wir jetzt in Mitleid verfallen, beschäftigen wir uns lieber eingehender mit diesem wichtigen Bereich. Nach dem Tao liegt hier der „Punkt der Million Goldstücke". Dieser Punkt ist nicht nur eine erogene Zone, sondern kann auch zur Ejakulations-Kontrolle eingesetzt werden. Deshalb wird dieser Punkt später bei den Techniken detailliert behandelt.

Als erogene Zone kannst du den Bereich von der Unterseite deines Penis-Schafts bis zum After mit den Fingerspitzen berühren. Variiere den Druck und die Art der Bewegungen und finde heraus, was dir am meisten Spaß macht.

Hoden

Noch ein kurzer Witz zur Auflockerung:

Auf einem Ball der vornehmen Gesellschaft tanzt ein Paar miteinander. Sagt sie zu ihm: „Mein Herr, Ihr Geschäft steht offen!" Er: „Es ist mir peinlich hinunterzuschauen. Können Sie mir sagen, ob der Geschäftsführer herausschaut?" Sie (nach einem prüfenden Blick): „Nein - nur die beiden Prokuristen..."

Tja, dumm gelaufen. Und wir kümmern uns jetzt um ebendiese Prokuristen. Wie auch der „Punkt der Million Goldstücke" können die Hoden zur Ejakulationskontrolle eingesetzt werden.

Doch auch sie sind eine erogene Zone. Die „Prokuristen" freuen sich besonders, wenn sie gestreichelt oder liebkost werden - am liebsten von sanften weiblichen Lippen. Wenn sie in Stimmung sind, dann haben sie auch Spaß an Bewegung wie „Seilziehen" oder „Kitzelspielen". Nur „Sackhüpfen" mögen sie gar nicht.

Schluss mit dem Schabernack und ran an die Eier!

Fazit

Wir sind am Ende unserer Entdeckungsreise, und vielleicht hast du ja einige interessante Anregungen bekommen, um mehr von deinem Körper für das Liebesspiel zu nutzen als nur deinen Penis.

Diese erogenen Zonen waren eine kurze Ergänzung zu unserem eigentlichen Thema: Multiple Orgasmen. Dafür ist der PC-Muskel, den du eben kennen gelernt hast, der alles entscheidende Faktor.

Ohne starken PC-Muskel kein multipler Orgasmus!

Das später beschriebene Training ist wichtig und notwendig, um Kontrolle über deinen Penis zu erlangen. Das Training selbst ist einfach, und wenige Minuten am Tag reichen völlig aus. Wichtig ist aber, dass es konsequent durchgeführt wird. Die oben beschriebenen Vorteile, die eine starke Beckenmuskulatur mit sich bringen, sollten Motivation genug sein.

Du hast in diesem Kapitel das Potenzial entdeckt, das dir dein Penis und der PC-Muskel bieten können. Jetzt geht es ans Eingemachte. Zuerst kümmern wir uns um deinen PC-Muskel und verschaffen dir „PC-Power".

Dann wirst du lernen, wie die Werkzeuge eingesetzt werden, damit deinen multi-orgasmischen Fähigkeiten nichts mehr im Wege steht.

Jetzt lernst du die MO-Technik. Bereit? Dann lies weiter.

5. Der Weg zur Meisterschaft

Du hast bereits gelernt, wie es möglich ist, auch als Mann multiple Orgasmen zu erreichen. Damit hast du das **Wissen** erlangt. Jetzt geht es daran, auch die **Fähigkeit** zu erlernen. Ich werde dir Übungen zeigen, wie du mit und ohne Partnerin, möglichst effizient und mit einem Minimum an Aufwand den gewünschten Erfolg erzielen kannst. Viele der Übungen kannst du „nebenbei" machen. Hilfsmittel brauchst du keine! Die Übungen kannst du so wie beschrieben machen und sie werden dich zum Erfolg bringen. Andererseits kommst du während des Trainings vielleicht auf andere Ideen oder Tricks, die für dich gut funktionieren. Sehr gut! Was immer für dich funktioniert ist richtig! Experimentiere und lasse dich von den Übungen inspirieren. Wenn du einen Weg entdeckt hast, der dir besonders gut gefällt, dann würde ich mich freuen, davon zu hören! (**feedback@mannkann.com**). Das gilt natürlich ebenso für konstruktive Kritik an den beschriebenen Übungen.

Bei meinen Recherchen zum Thema stieß ich darauf, dass chinesische Tao-Meister ihre Schüler oft über Jahre in den geheimen Techniken der Sexuallehre unterrichteten. Das brachte mich auf die Idee für eine bildhafte Struktur der Übungen. Ich habe als Metapher für die Übungsstufen die Leistungsstufen des japanischen Karate gewählt: die Gürtelgrade. Du fängst also als Anfänger mit dem weißen Gürtel an und arbeitest dich schrittweise über die verschiedenen Farben bis hin zum schwarzen Gürtel. Dieser symbolisiert die Meisterung der MO-Technik (Multi-Orgasmus-Technik).

Da sich dieses Buch an Männer richtet und viele Männer schon Berührungspunkte mit asiatischen Kampfsportarten hatten, dürfte dir dieses Konzept vertraut sein. Es macht aber auch keinen Unterschied, wenn du bisher noch nie etwas von Gürtelgraden gehört hast. Die Stufen sind durchnummeriert und du kannst sie einfach der Reihe nach absolvieren. Die Gürtelfarben symbolisieren die Leistungsstufe, auf der du dich gerade befindest. So behältst du einen guten Überblick über deine Fortschritte.

Wenn du dann glaubst, bereit für den nächsten Gürtel zu sein, schreibst du mir eine E-Mail, wir vereinbaren ein Treffen, und du kannst vor mir die Prüfung ablegen.

Das war natürlich ein Witz, denn hier kommt die gute Nachricht: Die „Gürtel-Prüfungen" werden weder offiziell abgelegt, noch dauern sie so lange wie beim Karate, wo viele Monate zwischen den einzelnen Prüfungen liegen können. Du machst die Übungen in deinem eigenen Tempo. Wenn du glaubst so weit zu sein, machst du dich an die nächste Stufe.

Viele Männer haben ihre ersten multiorgastischen Erfahrungen bereits nach 1-2 Wochen. Die Mehrheit braucht zwischen 3-6 Monaten, um multiorgastisch zu werden. Also mache dir keine Sorgen, wenn es etwas länger dauert. Wenn du dich um diese Fähigkeit wirklich bemühst, dann ist dir der Erfolg sicher!

Ich hoffe, das alles klingt für dich nicht nach Arbeit und Anstrengung. Die „Übungen" sind vielmehr eine praktische Entdeckungsreise durch deine sexuellen Fähigkeiten. Du wirst deinen Körper besser kennen lernen, ihn effizienter einsetzen und dabei garantiert eine Menge Spaß haben.

Das Training - Schritt für Schritt zum Erfolg

Gleich geht es los! Bist du schon aufgeregt und voll motiviert? Sehr gut, denn je mehr du dich für das Thema begeisterst, desto größer wird dein Lernerfolg sein.

Es ist jedoch wichtig, die Leistungsstufen der Reihe nach zu absolvieren und keine auszulassen. Damit betrügst du dich selbst und es dauert im Endeffekt länger. Das Übungsprogramm ist auf optimalen Lernerfolg ausgerichtet, und jeder einzelne Schritt hat einen bestimmten Sinn.

Für jeden Gürtel findest du sowohl Solo- als auch Partnerübungen. Und da wir uns am Karate orientieren, heißen die Soloübungen „Kata" und die Partnerübungen „Kumite". Klingt jetzt vielleicht neu für dich, aber du wirst dich schnell daran gewöhnen und es macht das System authentischer. Wenn wir schon dabei sind, dann führen wir auch gleich den Begriff „Dojo" ein, der wörtlich „Ort zum Üben des Weges" bedeutet. Gemeint ist eine Trainingshalle in der die Kampfkünste geübt werden, in unserem Fall das Schlafzimmer. Dadurch bekommt der Satz „Ich gehe ins Dojo und trainiere eine Kata" eine ganz neue Bedeutung.

Doch zurück zu Solo- und Partnerübungen, bzw. Kata und Kumite. Du brauchst für jeden Gürtel nur eine der beiden zu machen. Du kannst dich entscheiden, ob es dir lieber ist allein zu üben, oder ob du eine bestimmte Übung lieber mit Partner machen willst. Die Variante, die besser geeignet ist, wird zuerst ausgeführt. Beide sind jedoch für das Erreichen des Lernzieles gleichwertig. Wenn du möchtest, kannst du natürlich auch beide Varianten ausprobieren. Vielleicht möchtest du erst alleine üben, bevor du das Erlernte mit der Partnerin probierst. Wunderbar. Nutze die Übungen, wie sie dir selbst am besten gefallen.

Achte nur darauf, dass du für jeden Gürtel mindestens eine Übung machst und dich an die Reihenfolge des Trainingsplans hältst. Dann wirst du schon bald den schwarzen Gürtel in „Penis-Karate" erlangen.

Übungsvorbereitung

Vor jedem wirkungsvollen Training steht eine sinnvolle Vorbereitung. Ob es sich um Dehnübungen handelt oder um die Überprüfung der Hilfsmittel, hängt von der Sportart ab. In unserem Fall besteht die Vorbereitung darin, eine angenehme Übungsatmosphäre zu schaffen.

Hier findest du ein paar allgemeine Anregungen, um deine Übungen in entspannter Umgebung durchführen zu können. Die nächsten beiden Abschnitte gehen kurz auf die Besonderheiten bei Solo- und Partnerübungen ein.

Wichtig ist zuerst, dass du dir Zeit nimmst. Klink dich aus dem Alltag aus, damit du dich für 30-60 Minuten (je nach Übung) voll auf deinen Körper, deine Erregung und das Lernziel konzentrieren kannst. Schalte das Handy aus, damit du nicht gestört wirst. Dann wird das „Training" zu einer entspannten, lustvollen Erfahrung, und du wirst sehr viel Spaß haben.

Weiterhin empfiehlt es sich für einen angenehmen Rahmen zu sorgen, der alle deine Sinne stimuliert. Schaffe dir mit sanfter Musik eine entspannte Geräuschkulisse und sorge mit Duftölen oder Räucherstäbchen für anregenden Duft. Stell dir ein paar Leckereien griffbereit (z.B. Früchte, Wein oder Schokolade), um zwischendurch etwas naschen zu können. Der Raum sollte eine angenehme Temperatur haben.

Diese multisensorische Umgebung macht das Training nicht nur angenehmer, sondern auch effektiver, da alle Sinne angesprochen werden. Das Hören, das Riechen, das Schmecken ... und um das Fühlen kümmern wir uns gleich. Dadurch werden mehrere Bereiche des Gehirns stimuliert, was den Lernerfolg steigert. Ein wichtiger Tipp auch für andere Lernsituationen!

Unabhängig davon, ob du allein oder mit Partnerin übst, empfiehlt es sich, ein Gleitmittel zur Hand zu haben. Öl funktioniert, aber besser ist ein ölfreies Gleitgel auf Wasserbasis. Ich empfehle das Produkt „Glide", das du in jedem Sex-Shop in schwarzen Flaschen unterschiedlicher Größe kaufen kannst. Es ist nicht billig, aber es reichen schon kleinste Mengen; außerdem eignet es sich auch hervorragend zur Massage. Da kein Öl enthalten ist, werden Latex-Kondome nicht angegriffen.

Zusammenfassung:

- Nimmm dir Zeit (Handy aus!).
- Leg entspannte Musik auf.
- Sorge für angenehmen Duft.
- Stelle Leckereien bereit.
- Benutze ein Gleitmittel.

Soloübungen - Kata

„Selbst ist der Mann." Vielleicht hast du zurzeit keine feste Partnerin oder du möchtest alleine üben, um deine Frau oder Freundin mit deinen multiorgastischen Fähigkeiten zu überraschen. Die MO-Technik kannst du auch lernen, ohne einen Partner mit einzubeziehen.

Auch wenn du alleine übst, gelten die Vorschläge zur Schaffung einer angenehmen Atmosphäre. Ich empfehle dir ein Gleitmittel zu verwenden, weil du dich einige Zeit mit deinem „besten Stück" befassen wirst. Und wir wollen ja nicht, dass du Brandblasen bekommst.

Die Soloübungen heißen im Folgenden „Kata". Der Begriff kommt aus dem Japanischen und beschreibt eine Abfolge von bestimmten Karate-Techniken, die alleine geübt werden - ähnlich dem Schattenboxen.

Dein Dojo ist aber das Wohn- oder Schlafzimmer. Du kannst die Übungen auf einem bequemen Sessel, einer Couch oder im Bett machen. Eine Kleiderordnung gibt es nicht, weil du entweder nackt oder sehr leicht bekleidet sein wirst.

Besonderheiten für die einzelnen Übungen werden in der jeweiligen Beschreibung angesprochen.

Partnerübungen - Kumite

Partner-Übungen bedeuten doppelten Spaß. Hier teilst du das Vergnügen und die Lust mit deiner Partnerin, was eurer Beziehung eine neue Tiefe geben wird. Ihr lernt, auf die Signale des anderen zu achten und ihn dadurch noch besser kennen. Die Folge ist eine entspannte und innige Kommunikation während des Liebesspiels und eine intime Vertrautheit.

Nehmt die Übungen als Landkarte für eine spannende Entdeckungsreise über den Körper und die Erregung eures Partners. Lest die Beschreibung vorher zusammen durch und besprecht die einzelnen Punkte, so dass keine Fragen offen bleiben.

Vereinbart ein paar Zeichen, damit ihr euch auch ohne Worte verständigen könnt. Bei manchen Übungen muss dein Partner die Stimulation im richtigen Moment stoppen. Dafür eignen sich zum Beispiel Handzeichen wie die erhobene flache Hand oder eine schneidende Bewegung. Du kannst natürlich auch einfach „Stop" sagen.

Als Mann rate ich dir auf das zu achten, was deine Partnerin tut, wenn sie dich erregen will. Auch wenn es nicht genau das ist, was für dich am besten funktioniert, so ist es doch oft ein Zeichen für das, was sie selbst mag. Nach der Übung empfehle ich euch gegenseitig Feedback zu geben. Eine Nachbesprechung steigert den Lernerfolg erheblich. Geht liebevoll und respektvoll miteinander um und seid geduldig. Alles ist erlaubt, solange es beiden Spaß macht. Wichtig ist, dass die Stimmung entspannt und frei von Druck jeglicher Art ist.

Hier noch ein Hinweis an alle Frauen. Ihr könnt die Übungen zu eurem eigenen Nutzen auch mitmachen. Dadurch lernt ihr eure eigene Erregung besser kennen und kontrollieren. Dies wird es auch euch erleichtern, multiple Orgasmen zu erleben.

Safer Sex

Das hast du sicher schon tausendmal gehört, aber an diese Stelle gehört natürlich auch ein Hinweis bezüglich Safer Sex.

Wenn du häufiger mit wechselnden Partnern verkehrst, rate ich dir, Kondome zu benutzen. Über Geschlechtsverkehr kannst du dir eine Vielzahl von Krankheiten einfangen. Natürlich kannst du Kondome auch als Mittel der Empfängnisverhütung in einer festen Partnerschaft einsetzen.

Die MO-Technik macht den Sex sogar noch „safer". Nach der Ejakulation entsteht in der Harnröhre ein Vakuum, das die Körperflüssigkeit der Partnerin in den Penis hineinziehen kann. Wird die Ejakulation vermieden, bildet sich in der Harnröhre kein Vakuum. Dadurch wird weniger Körperflüssigkeit ausgetauscht, was die Übertragung von Erregern minimiert. Dies ist jedoch nur ein Zusatznutzen, der aber Kondome zum Schutz und als Mittel zur Empfängnisverhütung weiterhin erforderlich macht.

Wichtig ist, dass du die MO-Technik ohne Probleme auch mit Kondom erlernen kannst und es keinen Grund gibt, in den Übungen darauf zu verzichten.

Kondom benutzen

Wenn du Kondome verwendest, dann hast du sicherlich schon etwas Erfahrung damit. Aber egal ob Gummi-Beginner oder Hütchenspiel-Profi, vielleicht sind ja auch ein paar Tipps für dich dabei.

Mit der Anleitung, die mitgeliefert wird, haben viele Männer Probleme. Vor allem bei größeren Exemplaren ist diese Technik nicht zu verwenden.

Hier eine Technik, die bei jeder Größe funktioniert:

- Nimm das aufgerollte Kondom zwischen Daumen und Zeigefinger mit beiden Händen mit dem Reservoir nach oben.
- Entrolle jetzt mit Zeige-, Mittelfinger und Daumen ungefähr ein Drittel des Kondoms.
- Jetzt stecke Zeige- und Mittelfinger beider Hände in den entrollten Teil des Kondoms.
- Nun kannst du das Kondom weiten und über den Penis ziehen.
- Lasse die Fingerspitzen jedoch zusätzlich drinnen, um vorsichtig den Rest zu entrollen. Dadurch, dass die Finger noch mit im Kondom bleiben, kannst du es durch weiteres Dehnen und Ziehen bis nach unten abrollen.

Wichtig ist, dass das Kondom den gesamten Penis bedeckt und oben etwas Platz ist (Reservoir). Gerade wenn du Kondome benutzt, rate ich zu einem Gleitmittel auf Wasserbasis, das Latex nicht angreift.

Nach dem Geschlechtsverkehr solltest du das noch erigierte Glied herausziehen und dabei mit den Fingern das Kondom festhalten, damit es nicht abrutscht.

1. Weißer Gürtel

Jetzt ist es endlich so weit. Das Training beginnt und damit dein Weg zum multiplen Orgasmus. Ziel dieser Übungsstufe ist es den PC-Muskel zu finden. Er ist das Fundament, auf dem die folgenden Übungen aufbauen. Im Karate wäre das Pendant der richtige Stand, der nötig ist, um eine saubere Ausführung der Techniken zu gewährleisten.

Weiterhin wirst du noch etwas über deine Atmung lernen, das dir helfen kann, deinen Körper zu kontrollieren. Auch diese Übung ist die Basis für spätere Übungen, bei denen du mit Hilfe der Atmung deine Erregung beeinflussen kannst.

Doch zuerst geht es um die wichtigste Waffe im „Kampf" um den multiplen Orgasmus: den PC-Muskel.

PC-Muskel finden

Bevor du lernen kannst, den PC-Muskel gezielt einzusetzen, musst du ihn erst mal in deinem Körper finden. Für das Auffinden des PC-Muskels ist es nicht notwendig eine Erektion zu haben.

Da im Beckenbereich mehrere Muskelgruppen eng beieinander liegen, ist es wichtig, den PC-Muskel zu isolieren. Dafür stelle ich dir jetzt zwei Übungen vor.

Kata: Staudamm

Die einfachste Art, den PC-Muskel zu finden, ist die, beim Urinieren den Strahl zu stoppen. Das ist genau der Muskel, den du suchst. Merke dir, wie es sich anfühlt, wenn du ihn anspannst. Versuche den Strahl mehrere Male zu unterbrechen und zwischendurch stoßweise zu pinkeln. Spanne nur den Muskel an, den du dazu brauchst, und achte darauf, die umliegenden Bereiche locker zu lassen - besonders die Bauch- und Gesäß-Muskulatur. Spanne den PC-Muskel noch ein paar Mal an, sobald du fertig bist.

Wenn du den Muskel auf diese Weise finden konntest, ist die Übung damit für dich beendet. Wenn du gerade nicht auf die Toilette musst oder auf Nummer sicher gehen willst, dann mache die folgende Übung.

Kata: Fang den Wurm

Am einfachsten ist diese Übung, wenn du nackt bist, sie funktioniert aber notfalls auch angezogen. Tipp: Mache die Übung im Badezimmer z.B. nach dem Duschen.

1. Stell dich hin.
2. Lege zwei Finger unter die Hoden.
3. Versuche deine Hoden gezielt anzuheben.
4. Wenn du mit den Fingern fühlen kannst, wie sich die Hoden etwas heben, dann hast du den richtigen Muskel.

Auch hier ist es wichtig, den Muskel isoliert anzuspannen und den umliegenden Beckenbereich gezielt locker zu lassen.

Jetzt solltest du wissen, wo sich der Muskel befindet und wie es sich anfühlt, ihn anzuspannen.

Atmung

Die Atmung ist ein wichtiges Instrument zur Kontrolle über unseren Körper. Sowohl im Sport als auch in der Meditation wird die Atmung eingesetzt, um bestimmte Effekte zu erzielen.

Die Atmung hängt mit der Herzfrequenz zusammen, und zwar in beiden Richtungen. Durch körperliche Anstrengung oder in Stresssituationen steigt der Puls und die Atmung wird automatisch flacher. Zwingen wir uns zu ruhiger und tiefer Atmung dann sinkt der Puls. Wir können also über die Atmung, bewusst Einfluss auf unsere Herzfrequenz nehmen.

Der Orgasmus wird unter anderem definiert durch einen Anstieg der Pulsfrequenz. Auch wird unsere Atmung flacher und schneller wenn wir erregt werden. Flacher meint in diesem Zusammenhang eine Atmung, die sich vorwiegend im Brustraum abspielt.

Unser Ziel ist also eine tiefe und ruhige Bauch- bzw. Zwerchfell-Atmung zu erlernen, mit deren Hilfe wir das wilde Pferd der Erregung im Zaum halten können. Zum Einsatz kommt diese Technik in einem späteren Kapitel. Hier geht es darum, ein Gefühl für richtiges Atmen zu entwickeln.

Durch tiefes Atmen wird mehr Luft ausgetauscht und das Blut kann besser mit Sauerstoff versorgt werden. Dies begünstigt sowohl körperliche als auch geistige Tätigkeit. Leider verlernen wir diese gesunde Art der Atmung oft durch Angst oder Stress. In beiden Fällen ist die Atmung auf den oberen Brustkorb beschränkt - beides kann aber positiv durch tiefe Atmung beeinflusst werden. Wenn du die Übung regelmäßig durchführst, wird dein Körper bald wieder lernen, unbewusst richtig zu atmen - auch im Schlaf.

Kata: Talwind

Bei dieser Übung soll frischer Wind in die tiefsten Täler deiner Lungenflügel einströmen.

1. Setze dich aufrecht auf einen Stuhl. Leg eine Hand sanft auf deinen Bauch
2. Atme durch die Nase ruhig ein, bis du merkst, wie sich der Bauch ausdehnt.
3. Stell dir deinen Oberkörper als Hohlraum vor und visualisiere, wie die Luft in diesen einströmt und ihn von innen füllt, bis sich die Bauchdecke nach außen drückt.
4. Beim Ausatmen wird die gesamte Luft aus dem Hohlraum gepresst. Du kannst dies unterstützen, wenn du den Bauch beim Ausatmen zurückziehst. Atme durch den Mund aus.
5. Atme weiter aus, bis es nicht mehr geht.
6. Wiederhole die Schritte 3. - 5. mindestens 10-mal.

Wichtig bei dieser Übung ist, dass du nicht versuchst, die Luft krampfhaft und angespannt herauszupressen. Höre auf deinen Körper und unterstütze seine natürliche Atmung bewusst mit ruhiger und intensiver Kraft.

2. Gelber Gürtel

Na das war doch einfach, oder? Aber bloß keine falschen Hoffnungen. Nicht alle Gürtel lassen sich so leicht verdienen. Schon der nächste wird härter. Nachdem du mit Hilfe der letzten Übungen den PC-Muskel gefunden hast, geht es nun darum, ihn zu trainieren.

Wichtiger Hinweis:

Ich habe dir gesagt, dass du zuerst eine Stufe abschließen sollst, bevor du dich an den nächsten Gürtel wagst. An dieser Stelle tritt die einzige Ausnahme in Kraft. „Ausnahmen bestätigen die Regel." Ha, von wegen! Diese gedankenlose Aussage wollte ich schon immer mal in einem Buch angreifen. Ausnahmen bestätigen keine Regeln - sie widerlegen sie. Deshalb heißen sie ja Ausnahmen. Es hat noch niemals eine Ausnahme irgendeine Regel bestätigt. Denk mal darüber nach und sei das nächste Mal wenn einer diesen Spruch bringt ein Klugscheißer – wie ich jetzt! So, das musste an dieser Stelle raus. Zurück zum Thema.

Die Ausnahme ist, dass du direkt mit dem orangen Gürtel weitermachen kannst, sobald du das PC-Muskeltraining gelernt hast. Die Übungen zur Steigerung der PC-Muskelkraft solltest du aber während des gesamten Programms weiter praktizieren. Ab dem blauen Gürtel benötigst du allerdings einen trainierten PC-Muskel.

Noch mal zur Erinnerung: Bleib am Ball! Es dauert nur wenige Minuten täglich, und wenn du die Übungen regelmäßig machst, wirst du nach 3 Wochen erhebliche Fortschritte gemacht haben.

PC-Muskel-Training

Wie ein Karatekämpfer, der seinen Körper stählt, wirst du von jetzt ab deinen PC-Muskel trainieren. Doch statt mit Fauststößen und Fußtritten gegen einen Sandsack anzukämpfen, findet dieses Training in deinem Körper statt - mit PC-Stößen und PC-Tritten.

Diese Bezeichnungen sollen dir helfen, die Übungen auseinander zuhalten, denn die Schlagkraft der Übungen ist mit kurzen, schnellen Fauststößen und langsamen, kräftigen Fußtritten vergleichbar.

Anders als bei den anderen Übungen hast du in diesem Fall nicht die Wahl. Es ist wichtig beide Varianten zu beherrschen, um den PC-Muskel optimal aufzubauen. Mit diesen beiden Übungen steigerst du sowohl die Ausdauer- als auch die Maximal-Kraft des PC-Muskels. Ein Karateka muss sich ebenfalls in Arm- und Beintechniken üben. Dann ist er optimal vorbereitet, wenn es zum Kampf kommt. Genau wie du vorbereitet sein wirst, wenn es zum „Matratzen-Kampf" kommt.

Die gute Nachricht ist, dass der PC-Muskel recht schnell auf das Training anspricht. Doch trotzdem gilt: „Steter Tropfen höhlt den Stein."

Eine abgedroschene Weisheit, ich weiß. Aber trotzdem gilt die Wahrheit darin, besonders für das Training des PC-Muskels. Alle Übungen führen nur zu dem gewünschten Ergebnis, wenn man sie **regelmäßig** macht. Das ist wie beim Training im Fitness-Studio. Da es sich um einen Muskel handelt, braucht dieser regelmäßige Übungen, um sich aufzubauen. Der Vorteil ist, man braucht kein Studio und auch sonst keine Hilfsmittel. Ich werde dir Übungen erklären, die du jederzeit machen kannst. In der Schlange im Supermarkt, beim Autofahren, im Kino, bei der Arbeit oder in der Uni. Denk daran: Es lohnt sich!

Ist der Muskel einmal aufgebaut, brauchst du nur noch „erhaltende" Übungen zu machen. Am Anfang ist das Training vielleicht noch etwas ungewohnt und anstrengend, aber je mehr du trainierst, desto leichter werden dir die Übungen fallen.

Du bestimmst deinen Lernerfolg selbst, je häufiger du trainierst, desto eher bist du am Ziel!

PC-Stöße

1. Spanne den PC-Muskel kurz und kräftig an (max. 1 Sekunde).
2. Entspanne den Muskel wieder
3. Wiederhole die Übung 20-mal

Diese Übung solltest du 3-mal täglich für einen Zeitraum von mindestens 3 Wochen machen. Das Praktische an dieser Übung ist, dass man sie wirklich überall machen kann - die Möglichkeiten sind grenzenlos. Das Problem ist nur, dass man selten daran denkt. Ein paar hilfreiche Tipps & Tricks für diese Übung findest du später in diesem Kapitel.

Die Übung ist - wie die meisten dieser Art - eine Abwandlung der Kegel-Übungen. Der Gynäkologe Arnold Kegel entwickelte die Übung in den 40er Jahren für schwangere Frauen. Sie helfen bei der Blasenkontrolle und erleichtern die Geburt. Als positiver Nebeneffekt wurden von den Frauen größere Begierde und intensivere Orgasmen berichtet.

PC-Tritte

1. Spanne den PC-Muskel langsam an (3 Sek. steigern) und halte die Spannung für 5 Sek. Atme beim Anspannen aus.
2. Entspanne den Muskel wieder langsam und atme ein.
3. Wiederhole die Übung 20-mal.

Diese Übung solltest du 3-mal täglich machen. Am besten morgens nach dem Aufwachen, wenn du noch im Bett liegst. Dann vielleicht auf dem Weg zur Arbeit oder an der Schlange im Supermarkt. Und abends ein letztes Mal z.B. vor dem Fernseher.

Es kann sein, dass dir diese Übung anfangs recht schwer fällt. Vielleicht ermüdet dein Muskel auch schon nach 2-3 Anspannungen. Kein Problem! Versuch dich langsam zu steigern, bis du 20 Wiederholungen am Stück schaffst - also insgesamt 60 am Tag. Wenn du gut in Form bist und du dir mehr zutraust, dann kannst du auch gern 100 pro Tag machen. Je mehr, desto schneller der Erfolg. Aber pass auf, dass du dich anfangs nicht überanstrengst.

Wichtig:

Wichtig bei der Übung ist es, den PC-Muskel möglichst isoliert anzuspannen. Versuche gleichmäßig zu atmen und nicht die Bauchmuskeln anzuspannen.

Falls es dir schwer fällt, die Bauchmuskeln locker zu lassen, dann kannst du auch vor der Übung ein paar Sit-Ups machen, um deine Bauchmuskeln „auszupowern". Wenn du sie auf diese Weise vorher ermüdest, kommen sie dir beim PC-Muskeltraining nicht mehr in die Quere. Der positive Nebeneffekt ist, dass du neben PC-Power auch noch einen knackigen Waschbrettbauch bekommst.

Den Strom stoppen

Diese von mir entwickelte Übung zeigt dir, wie du auch beim Pinkeln trainieren kannst. Der Vorteil dabei ist, dass du auf diesem Wege automatisch regelmäßig trainierst, wenn du es dir erst mal angewöhnt hast. Nimm dir vor, ab jetzt regelmäßig auf diese Weise zu pinkeln.

1. Anfangs mehrmals kraftvoll stoßweise drücken.

2. Den Strom stoppen und für die Dauer eines Atemzuges anhalten.

3. Wiederhole die Schritte 1 und 2 jeweils 2-3-mal.

Auch diese Übung hat einen praktischen Vorteil, den ich sehr schätzen gelernt habe. Früher war es mir nicht möglich, den einmal entfesselten Strom zu stoppen und den Harndrang danach zu unterbinden. Das wurde besonders dann zum Problem, als ich im Stau notgedrungen in eine Flasche pinkeln musste, weil mir sonst die Blase geplatzt wäre. Leider war die Flasche nicht groß genug ... den Rest kannst du dir denken. Aber mit einem starken PC-Muskel wirst du fähig sein, den Strahl jederzeit zu stoppen, Flasche und Hose zu verschließen und den Harndrang nach kurzer Zeit zu verdrängen - eine Fähigkeit, die dir manch peinliche Situationen ersparen kann.

Tipps & Tricks

Hier einige Tipps und Tricks, die sich beim Training bewährt haben:

Allgemeine Tipps

- Übertreibe das Training nicht – vor allem in der Anfangszeit. Ein Muskelkater kann gerade bei diesem Muskel etwas unangenehm sein.

- Versuche immer den Muskel gezielt anzuspannen. Achte darauf, dass du nicht die gesamte Beckenmuskulatur und/oder die Bauchmuskeln mit anspannst. Notfalls die Bauchmuskeln vorher durch Sit-Ups ermüden.

- Achte auf deine Atmung. Halte während der Übungen nicht den Atem an, sondern atme ruhig und tief weiter.

- Steigere dich langsam. Gerade wenn dein Penis etwas aus der Übung ist, strapaziere ihn nicht gleich mit dem vollen Trainingspensum. Fang mit wenigen Wiederholungen pro Tag an und steigere dich, wie es für deinen Körper angenehm ist.

Gib nicht auf! Halte dir immer das Ziel vor Augen. Es lohnt sich!

Spezialtricks für die Praxis

- Trainiere immer wenn es dir einfällt – beim Autofahren, im Kino, bei der Arbeit, beim Telefonieren, in der Vorlesung, im Supermarkt, im Bett, im Flugzeug ...

- Ein kleiner Post-It Aufkleber mit den unverbindlichen Buchstaben „PC" kann dich am Armaturenbrett im Auto, am Kühlschrank, am Telefon oder am Fernseher daran erinnern.

- Wenn du häufig mit dem Auto fährst, kannst du als kurze Zielvorgabe für dein PC-Training Gegenstände am Fahrbahnrand nutzen. Versuche z.B. den PC-Muskel so lange anzuspannen, bis du an dem Schild in 100 m Entfernung vorbeifährst. So schaffst du dir selbst eine Ziellinie, die es zu überwinden gilt.

- Du kannst z.B. jeder attraktiven Frau, der du über den Weg läufst, einen PC-Stoß gönnen. Immer wenn du eine Frau bemerkst, spannst du den PC-Muskel an und hältst ihn so lange angespannt, wie du die Frau anschaust. Wenn du nicht mehr kannst, musst du auch wegschauen. Diese Übung macht viel Spaß und ist ein guter Motivator.

- Trainiere immer beim Pinkeln – zum Aufbau des Muskels und auch später zur Erhaltung.

- Führe Buch über dein Training. Ein wichtiger Hinweis, der die Motivation sehr steigern kann. Du kannst z.B. Striche oder Kreise in deinen Kalender oder an den Kühlschrank zeichnen. Du kannst dir im Kalender auch Kreise vortragen, die für ausstehende Trainings-Einheiten stehen; z.B. morgens, mittags und abends einen Kreis, in den du die Zahl der geschafften Wiederholungen einträgst. Dann wirst du nicht nur an das Training erinnert, sondern behältst auch den Überblick über deine Fortschritte.

3. Oranger Gürtel

Willkommen auf der Stufe des orangenen Gürtels und herzlichen Glückwunsch. Ab jetzt wird das Training wesentlich erotischer! Und endlich kannst du zusätzlich auch deine Partnerin mit einbeziehen, die vielleicht schon ungeduldig darauf wartet. Aber auch ohne Partnerin kommen wir ab jetzt zu wesentlich lustvolleren Übungen. Versprochen!

Um den größtmöglichen Gewinn aus körperlicher Lust zu ziehen, müssen wir uns dem eigenen Körper widmen. Nur wenn wir die verschiedenen Möglichkeiten der Luststeigerung kennen, können wir - mit und ohne Partner - erotische Höhenflüge erleben. Deshalb gilt dieses Kapitel der sinnlichen Berührung.

Sinnliche Berührung

In unserer schnelllebigen Zeit suchen wir schnelle Befriedigung. Wenn wir hungrig sind, dann essen wir schnell einen Burger, und wenn wir erregt sind, dann schieben wir einen Quickie ein oder spielen eine Runde Taschenbillard. So befriedigend Fast Food manchmal auch sein kann, so wichtig ist es auch, sich gesund zu ernähren. Frische Gewürze und Zutaten bester Qualität brauchen in der Zubereitung etwas Zeit, um zu einem kulinarischen Genuss zu werden. Die Befriedigung, die daraus resultiert, ist aber ungleich größer als die, die der Burger verspricht. Wenn wir bereits zu sehr an Fast Food oder Hausmannskost gewöhnt sind, brauchen unsere Geschmacksknospen ein wenig Übung, um wieder sensibel für die facettenreichen Genüsse zu werden.

Die Übungen zur sinnlichen Berührung tun genau dies für die Tastsinne. Über die bewährten Burger hinaus soll dein Sinn für fremdartige Leckereien geschärft werden - in diesem Fall ungewohnte Berührungen.

In unserer Gesellschaft mit dem Bild des „harten Kerls" gilt es als verweichlicht, Körper und Sinne zu sensibilisieren und zu verwöhnen. Dabei ist dieses Vergnügen genauso männlich wie die Qual - nur sehr viel angenehmer.

Es geht in diesen Übungen nicht um Erregung. Damit beschäftigen wir uns beim grünen Gürtel. Hier steht der Genuss im Vordergrund. Diese Übung macht besonders mit Partner Spaß, weshalb die Partnerübung (Kumite) zuerst aufgeführt ist.

Kumite: Windhauch

Für diese Partnerübung solltet ihr euch eine gute Stunde Zeit nehmen. Es wird eine prickelnde Stunde werden, das kann ich euch jetzt schon versprechen! Nur gut, dass wir hier kein Karate üben, denn es teilt immer einer aus, während der andere einsteckt. Beruhigend, dass es dabei um Streicheleinheiten geht und nicht um Schläge.

Grundsätzlich ist also einer der Partner der aktive Teil (Geber), während der andere passiv bleibt (Empfänger) und sich den Berührungen hingibt. Nach 20 Minuten wird dann gewechselt, so dass beide Partner auf ihre Kosten kommen und beide Seiten kennen lernen.

Bei dieser Übung solltet ihr auf Musik verzichten, damit ihr euch voll auf die Berührungen konzentrieren könnt. Als Dojo schlage ich Euch das Schlafzimmer vor. Macht es euch auf dem Bett bequem, wobei sich der Empfänger vorerst auf den Bauch legt. Hat dieser eine bequeme Position gefunden, sollte er sie bis zum nächsten Schritt beibehalten. Ihr könnt Öl oder Gleitgel verwenden, so viel ihr wollt, es geht aber auch ohne.

Der Geber beginnt mit langsamen, sinnlichen Berührungen, die den ganzen Körper erfassen sollten. Von sanftem Druck mit den Fingerspitzen auf dem Kopf bis zu langen, streichelnden Bewegungen die Beine hinab. Du kannst den Namen der Übung auch mal wörtlich nehmen und einen Windhauch über den Körper streifen lassen. Aber bitte benutze dazu deinen Mund und keine anderen Körperöffnungen. Wenn die Rückseite versorgt ist, sollte sich der Empfänger mit leicht gespreizten Beinen auf den Rücken legen, eine bequeme Position finden und diese beibehalten.

Beide Partner konzentrieren sich voll und ganz auf die Berührungen und die dadurch ausgelösten Empfindungen. Der Empfänger sollte dafür die Augen schließen und die Konzentration voll auf die Stelle richten, an der die Berührung stattfindet. Der Körper sollte dabei vollkommen entspannt sein. Merkt der Geber, dass die Aufmerksamkeit schwindet oder sich der Körper verspannt, sollte er ein vorher vereinbartes Entspannungssignal geben. Dieses könnte z.B. ein sanftes Klopfen oder Drücken sein. Merkt der Empfänger, dass seine Konzentration abschweift - entweder selbst oder durch das Signal des Partners - richtet er die Aufmerksamkeit wieder auf die Stelle, an der die Berührung stattfindet. Aber auch der Geber sollte sich voll auf die Berührungen konzentrieren. Er kann den Anblick genießen, der sich ihm bietet, und sich bewusst machen, wie sich der Kontakt anfühlt.

Die Erkundung sollte grundsätzlich von außen nach innen stattfinden. Sind Kopf, Gesicht, Hände, Füße, Arme, Beine, Brust und Bauch versorgt, kann mit einer sanften Massage der Genitalien begonnen werden. Ich muss noch mal betonen, dass es bei der Übung nicht auf einen Orgasmus ankommt. Es ist ok, wenn du eine Erektion bekommst, aber sie ist nicht das Ziel. Sei dir im Klaren, dass du sie nicht verwenden wirst, dann baut sich kein unangenehmer Druck auf. In dieser Übung ist sprichwörtlich der Weg das Ziel.

Es gibt ein paar Tipps dazu, wie man eine Frau berührt. Die Berührungen sollten in enger werdenden Kreisen um besonders sensible Bereiche durchgeführt werden. So kannst du z.b. zuerst die Brust großflächig umkreisen, bevor du dich mit streichelnden Bewegungen an die Brustwarzen herantastest.

Da der Empfänger die Augen geschlossen hält, kann es einen Schauer verursachen, wenn ein unerwartet großer Abstand zwischen einzelnen Berührungen liegt. Wenn du z.B. für 1-3 Sekunden über das Schlüsselbein fährst und dann an die Innenseite des Oberschenkels springst, ist dies für die Frau äußerst prickelnd. Nutze diese Technik als Variation, aber gebrauche sie nicht inflationär.

Weiterhin lieben manche Frauen es, wenn die Finger wie ein Windhauch über Kniekehlen und Armbeugen gleiten. Andere Frauen hingegen empfinden dies als unangenehm kitzelig. Aber die Übung ist ja genau darauf ausgelegt herauszubekommen, was dir und deiner Partnerin am besten gefällt.

Du darfst bei dieser Übung deinen Partner vollständig erkunden, also auch von innen. Achte jedoch auf die Signale des anderen, damit du merkst, wenn eine Berührung unangenehm ist. Sei weich und zärtlich und achte auf deine eigenen Gefühle, sowohl als Empfänger wie auch als Geber. Reden solltest du während der gesamten Übung nur, wenn dir etwas unangenehm wird.

Wenn ihr in beide Rollen geschlüpft seid und euch gegenseitig so richtig verwöhnt habt, dann ist die Übung beendet. Was ihr jetzt miteinander anstellt bleibt euch überlassen und ich möchte es auch gar nicht wissen. Na ja, eigentlich würde es mich schon interessieren ...

Die wichtigsten Punkte im Überblick

- Jeder Partner ist einmal Geber und einmal Empfänger.
- Nehmt euch Zeit und schafft eine gemütliche Atmosphäre - bei dieser Übung vorzugsweise ohne Musik.
- Öl ist hilfreich, aber nicht notwendig.
- Finde eine bequeme Lage und behalte sie bei. Entspanne dich.
- Richte die Konzentration voll auf die Stelle der Berührung - sowohl als Empfänger wie auch als Geber.
- Vereinbart ein Zeichen (sanftes Klopfen), falls sich der Empfänger unbewusst verspannt.
- Streichle, massiere, liebkose von außen nach innen.
- Verwende genügend Zeit für eine umfassende Genitalmassage.
- Achte auf die Fülle deiner Empfindungen, die bei der Erregung auftreten.
- Erektion ist ok, wird aber nicht benötigt.
- Vermeide Druck und Erwartungshaltungen.
- Rede nur, wenn etwas unangenehm wird.
- Genieße die Berührungen und entdecke die Gefühle, die sich dabei entwickeln.

Kata: Entdeckungsreise

Auch ohne Partner kannst du auf Entdeckungsreise gehen, in diesem Fall über den eigenen Körper. Klink dich für 30 Min. aus und mache es dir bequem. Setze dich dazu in einen bequemen Sessel, auf die Couch oder leg dich ins Bett. Kleidung brauchst du für diese Übung nicht, also weg damit. Ein Öl oder Gleitgel ist hingegen von Vorteil, und wenn du eines griffbereit hast, dann wäre jetzt der richtige Moment, es zu holen.

Wenn du mit der Entdeckungsreise beginnst, dann fang nicht gleich beim schiefen Turm von Pisa an. Arbeite dich lieber von den Bergspitzen hinab über die Tiefebene (oder den Hügel, je nach Statur). Wenn du dann aus dem Wald kommst, wirst du feststellen, dass du statt in Pisa in Paris gelandet bist und der Eiffelturm direkt vor dir steht.

Falls du kein Traveler bist, werde ich das noch mal ohne Metaphern zusammenfassen: Stürze dich nicht gleich auf deinen Penis, sondern streichel, kneife und kratze dich zuerst an anderen Stellen. Spiel mit deinen Brustwarzen, streiche über die Innenseite deiner Oberschenkel und fühle deinen Bauch und die Atmung. Nimm dir Zeit, deinen Körper zu erkunden. Na, bist du mittlerweile richtig schön geil auf dich? Dann darfst du ihn jetzt anfassen.

Hey, nicht so grob! Erinnere dich: Dies ist die Übung für sinnliche Berührung. Also lass' ab vom gewohnten Würgegriff und streichel dich zuerst rund um den Penis. Massiere sanft deine Hoden und variiere dabei den Druck, damit du herausfindest, was dir am besten gefällt.

Variation ist auch angesagt, wenn es an den Penis geht. Die Technik, die bisher für dich „funktioniert" hat, ist die einzige, die du jetzt nicht benutzen darfst. Vielmehr sollst du aus deinem gewohnten Muster ausbrechen und ihn mit neuartigen Berührungen verwöhnen. Streichel den gesamten Penis. Kratze mit sanftem Druck am Schaft entlang. Nimm ihn fest in die Hand und drücke zu, solange es angenehm ist. Experimentiere und entdecke neue Quellen der Lust am eigenen Körper. Die Abwechslung wird ihm sicher gut tun. Mit einem Öl ist dieser Teil der Übung besonders angenehm, da die Hände besser über die sensible Haut gleiten. Zur Not reicht auch ein einfaches Haushaltsöl, wie z.B. Sonnenblumenöl. Während deine aktive Hand den Penis stimuliert, kannst Du mit der anderen Hand die Entdeckungsreise fortsetzen.

Als nächste wichtige Zone solltest du dich dem Damm widmen. Hier liegt der „Punkt der Million Goldstücke", den du mit sanften, kreisenden Bewegungen stimulieren kannst. Wenn du möchtest und ein Gleitmittel parat hast, dann kannst du den After mit einschließen. Du kannst ihn entweder mit wechselndem Druck umkreisen oder einen Finger einführen. In diesem Bereich liegen einige Nervenenden, weshalb er besonders sensibel für Berührungen ist. Achte darauf, dass die Fingernägel geschnitten sind und dass du reichlich Gleitmittel verwendest.

Danach kannst du den Bereich zwischen After und Penisansatz mit wechselndem Druck absuchen. Hier sind neben dem „Punkt der Million Goldstücke" noch weitere „Hot Spots", die ab einem bestimmten Erregungsgrad aktiv werden. Deshalb solltest du auch mit steigender Erregung an Stellen zurückgehen, die du schon „abgehakt" hast. Manche Punkte sind vorher eher unangenehm und entwickeln sich erst mit wachsender Erregtheit. Beobachte, wie du auf die Berührungen reagierst. Nimmt deine Erregung an manchen Stellen mehr zu als an anderen? Lerne dich in dieser Übung selbst besser kennen.

Die Erregung selbst ist bei dieser Übung jedoch nicht das Ziel, sondern nur Mittel zum Zweck. Eine Erektion ist deshalb auch nicht notwendig für die Übung. Natürlich habe ich aber durchaus Verständnis, falls du eine dabei bekommst. Schenk ihr jedoch nicht allzu viel Beachtung. Achte auf die facettenreichen Gefühle, die dich überkommen und die mit der Erregung einhergehen. Wodurch wird sie ausgelöst? Wie fühlt sie sich an? Diese Fragen solltest du dir stellen, um ein Maximum aus dieser Übung herauszuholen.

Wenn du die Erkundung beenden willst und der Meinung bist, dass dir ein Orgasmus jetzt gut täte, dann bin ich der Letzte, der dich davon abhalten will. Wenn du es dabei belassen willst: Auch gut, denn zur Erfüllung des Übungs-Ziels ist der Orgasmus nicht notwendig.

Die wichtigsten Punkte im Überblick

- Nimm dir 30 Minuten Zeit.
- Mache es dir bequem und entspanne dich.
- Gleitmittel ist sehr hilfreich, aber nicht zwingend notwendig.
- Beginne mit den Brustwarzen, dem Bauch und den Innenseiten der Oberschenkel.
- Variiere die Art deiner Berührungen.
- Stimuliere den gesamten Penis mit unterschiedlichen Berührungen.
- Massiere deine Hoden.
- Erkunde den Damm und den After mit kreisenden Bewegungen.
- Wechsle mit steigender Erregung zurück an Punkte, die du schon bearbeitet hast.
- Nutze beide Hände, eine für den Penis und die andere für die Erkundungsreise.
- Achte auf die Gefühle, die dich überkommen und mit der Erregung einhergehen.

Selbstbefriedigung

In diesem Kapitel widmen wir uns der Liebe an und für sich: der Onanie.

Übrigens beruht das christliche Verbot der Selbstbefriedigung auf einer Fehlinterpretation der biblischen Geschichte von Onan. Dieser wurde bestraft, weil er sich weigerte, die Witwe seines Bruders zu schwängern, wie es damals Brauch war. Mit Selbstbefriedigung hatte diese „Sünde" also gar nichts zu tun. Du kannst also auch als christlich gläubiger Mensch beruhigt Hand an dich legen - meinen Segen hast du jedenfalls.

Selbstbefriedigung ist weder eine Alternative zu Sex, noch umgekehrt. Beides ergänzt sich, und Masturbation kann helfen aufgestaute Spannungen zu lösen, wenn einem eher nach sexueller Erleichterung ist, als nach Intimität. Andererseits hilft uns Selbstbefriedigung dabei, unseren Körper besser kennen zu lernen und das sexuelle Potenzial zu entdecken. Viele Frauen mit Orgasmusschwierigkeiten konnten diese überwinden, nachdem sie gelernt hatten, sich selbst zu befriedigen. Also: Entfessle deine Lust und habe Spaß mit dem eigenen Körper.

Vielleicht hast du ja auch schon reichlich Erfahrung mit Masturbation. Um so besser! Dann wird es dir leicht fallen die Übungen dieser und der nächsten Stufen durchzuführen. Die Soloübungen (Katas) in den folgenden Gürtelgraden sind eine bestimmte Art der Selbstbefriedigung - gewissermaßen mit Aufgabenstellung.

Wenn du bisher vorwiegend mit Hilfe von Pornografie masturbiert hast, dann solltest du für die folgenden Übungen die Hefte zuklappen und die Filme im Regal lassen. Bei diesen Übungen geht es darum, sich auf den eigenen Körper zu konzentrieren. Bilder von Paaren in Aktion können dabei nur ablenken. Du solltest vielmehr deine Aufmerksamkeit nach innen richten, um den eigenen Genuss kennen zu lernen, anstatt eine fremde Vorstellung von Genuss zu übernehmen. Nur wenn du dich von den bisherigen Vorstellungen löst, kannst du Fähigkeiten entwickeln, die weit über deine bisherige Vorstellungskraft hinausgehen.

Falls du sehr an Pornografie hängst, werde ich dir später - als Schwarzgurt - einen Tipp geben, wie du mit der MO-Technik besonders viel Spaß damit haben kannst. Aber an dieser Stelle geht es darum, deine Fähigkeiten zu verbessern, weshalb du dich bei den Übungen voll auf dich konzentrieren solltest.

Wie schon gesagt: Selbstbefriedigung ist die Liebe an und für sich. Deshalb entwickle Liebe für deinen Körper. Lerne ihn kennen, akzeptiere seine Macken und erfreue dich an und mit ihm.

Aber Schluss mit der Theorie! Was zählt, ist die Praxis. Und Selbstbefriedigung lernt man am besten durch Selbstbefriedigung. Hier noch ein paar Hinweise, die die praktische Umsetzung zu einem besonderen Erlebnis werden lassen:

- Nimm dir Zeit für diese Art des Trainings.

- Sorge für eine störungsfreie Umgebung – damit du dich fallen lassen kannst und nicht dauernd befürchten musst, entdeckt zu werden.

- Lege dich aufs Bett oder setze dich gemütlich auf eine Couch.

- Mit Gleitcreme oder Öl kannst du das Erlebnis noch intensiver gestalten.

- Variiere deine Bewegungen und entdecke neue Quellen der Lust, die dir verborgen blieben, so lange du in gewohnten Mustern gefangen warst.

- Beziehe andere erogene Zonen mit in die Selbstbefriedigung ein. Nutze die "passive Hand".

- Beobachte deinen Körper und seine Reaktionen. Verfolge die Erregungskurve.

4. Grüner Gürtel

Grün ist die Farbe der Hoffnung. Na, hoffentlich kommen wir nach dem ganzen Gekuschel endlich mal zum multiplen Orgasmus, denkst du? Immer langsam - du bist schließlich erst beim grünen Gürtel. Aber hier wirst du einen guten Schritt weiter in Richtung deines Ziels kommen. Wir machen eine kleine Wanderung durch die Berge und beschäftigen uns mit Gipfeln, Tälern und Ebenen. Aber da du ja meine Vorliebe für Metaphern schon kennen gelernt hast, hast du sicher schon erraten, dass du für diese Wanderung dein Schlafzimmer nicht verlassen musst. Ganz recht, denn hier geht es um deine Erregungskurve, und da nützt uns die frische Bergluft weniger als das ruhige Ambiente deines Schlafzimmers.

Erregt - erregter - Erektion

Wie ist das mit der Erregung? Bist du gerade erregt, ja oder nein? Und wenn ja, wie viel? Es ist nicht einfach Erregung zu klassifizieren und ein einfaches Ja oder Nein reicht für unsere Zwecke nicht aus. In diesem Kapitel wirst du lernen, die verschiedenen Grade der Erregung zu unterscheiden.

An dieser Stelle sollte ich vielleicht gleich einem Missverständnis vorbeugen: Erektion ist nicht mit Erregung gleichzusetzen. Es treten zwar beide oftmals im Doppelpack auf, aber man kann sowohl erregt sein, ohne eine Erektion zu haben, als auch ohne Erregung erigiert sein. Außerdem bekommen manche Männer schon mit geringer Erregung eine Erektion, andere erst, wenn die Erregung schon weiter fortgeschritten ist. Unabhängig davon hängt es für jeden Mann auch von der Tagesform ab, bei welcher Erregung die Erektion einsetzt.

Das Ziel dieser Gürtelstufe ist es, die vielen Facetten der Erregung kennen und nutzen zu lernen. Durch diese Sensibilisierung für die unterschiedlichen Grade der Erregung wirst du deinen Körper besser kennen und kontrollieren lernen. Für die meisten Männer ist Erregung eine Frage von ja oder nein - maximal mit den Zwischenstufen „ein wenig" und „viel". Als multiorgastischer Mann wirst du schon bald lernen, sehr viel differenziertere Aussagen machen zu können. Nicht, dass du oft in die Verlegenheit kommen wirst, anderen über deine Erregung Auskunft geben zu müssen. Aber es wird eine Fähigkeit sein, die dir selbst hilft, deine Erregung besser einzuschätzen.

Das Wissen um den Grad der eigenen Erregung und die Techniken zu deren Beeinflussung sind die Grundvoraussetzung für die MO-Technik. Das Wissen lernst du in diesem Kapitel, die Techniken bei den nächsten Gürtel-Übungen.

Erregungsskala

Aber wie lässt sich Erregung klassifizieren? Dafür führen wir eine einfache 10er-Skala ein. Von 0 bis 10 entspricht sie Zehnerschritten der Prozentskala von 0 bis 100 Prozent. Doch wie kann man Erregung messen? Nun, dafür schauen wir uns zuerst die beiden Extreme an: 0 und 10.

Stell dir vor, du hast einen anstrengenden Arbeitstag hinter dir und stehst auf dem Rückweg im Stau. Du denkst gerade daran, wie du es noch schaffen kannst, deine Besorgungen im Supermarkt zu machen und trotzdem noch rechtzeitig zum Anpfiff des Bundesligaspiels zu Hause zu sein. Sex ist dir in diesem Moment völlig egal und von Erregung keine Spur, null, nada, niente. Ok, das war die 0, ich glaub, du bist im Bilde.

Kommen wir zur 10, die ebenso einfach zu erklären ist. Die 10 ist der Orgasmus, das große O, die Ziellinie.

Etwas schwerer sind hingegen die mittleren Erregungsgrade zu beschreiben, da die 0 und die 10 die beiden einzigen absoluten Werte markieren. Die anderen Grade können am besten relativ zueinander unterschieden werden. Demnach weißt du, dass du Stufe 6 erreicht hast, wenn du die 5 eindeutig überschritten hast, aber das nächste Erregungsniveau - die 7 - noch nicht erreicht hast. Um das Ganze anschaulicher und weniger mathematisch zu beschreiben, gehen wir die Stufen der Reihe nach durch.

Bei der 1 hast du also einen Hauch von Erregung. Körperlich ist zwar noch nichts zu spüren, aber in deinem Kopf ist zumindest eine Ahnung von Sexualität. Bei Stufe 2 nimmt diese Ahnung Gestalt an, und dein Denken ist geprägt von Erotik und Sex. Dein Körper zeigt erste Reaktionen. Es tut sich was in der Hose. Ab Stufe 3 ist das Gefühl in der Hose unverkennbar. Dein Penis schlägt mittlerweile an, wie eine Wünschelrute, die auf eine Wasserader gestoßen ist. Noch kannst du umkehren und deine Aufmerksamkeit etwas anderem zuwenden. Ab Stufe 4 füllt sich dein Penis langsam mit Blut, schwillt an, und deine Aufmerksamkeit festigt sich immer mehr in Richtung Sex.

Auf den Stufen 5 und 6 hat die Erregung dich fest im Griff. Der Befehlshaber in deiner Hose hat sich erhoben und duldet keinen Widerstand mehr. Bei den Stufen 7 und 8 erhöhen sich Herz- und Atemfrequenz deutlich. Du bist außer Atem wie ein Jogger, der zum Endspurt ansetzt.

Die Stufe 9 ist der Endspurt. Hier ist alles auf die Ziellinie - den Orgasmus - ausgerichtet. Dein Körper ist mittendrin in der Ekstase und drängt in Richtung Höhepunkt. Wahrscheinlich bist du auch schon schweißnass. Deine Umwelt versinkt in Unwichtigkeit und du befindest dich, wie Reinhard Mey es sagt, „über den Wolken".

Kurz vor der 10 - also bei 9,9 - liegt der „point of no return" oder auf Deutsch: der Punkt der Unvermeidbarkeit. Ob du den Namen nun kennst oder nicht, das Gefühl wird dir auf jeden Fall bekannt sein. An diesem Punkt ist klar, dass es zum Orgasmus kommen wird. Es ist der Wendepunkt, den du überschreitest, oder die Welle, die bricht. Es ist dieses „Jaaa, ich komme!"-Gefühl. Ich glaube, du weißt mittlerweile, was gemeint ist.

Dieser Punkt ist von entscheidender Bedeutung für die MO-Technik. Hier passiert der Zauber. Doch bevor du zu solch mächtiger Magie imstande bist, müssen wir uns noch ein wenig mit deinem Zauberstab beschäftigen.

Gipfel, Täler und Ebenen

Jetzt geht es in den Übungsteil. Der malerische Titel dieses Kapitels hat - wie schon angekündigt - nichts mit Bergsteigen zu tun. Vielmehr geht es darum, den Berg deiner Erregung zu erklimmen. Dabei kannst du die Steigungen selbst wählen und zwischendurch Gipfel setzen. Lässt du beispielsweise deine Erregung bis auf Stufe 6 ansteigen und danach - durch Unterbrechung der Stimulation - wieder abfallen, dann hast du einen Gipfelpunkt bei 6 gesetzt. Nimmst du dann die Stimulation bei Stufe 4 wieder auf, hast du damit ein Tal in deiner Erregungskurve geschaffen. Täler sind für die MO-Technik weniger interessant, aber da sie logischerweise auf einen Gipfel folgen, habe ich sie der Vollständigkeit halber erwähnt. Im Folgenden werden wir uns vorwiegend mit den Gipfelpunkten befassen.

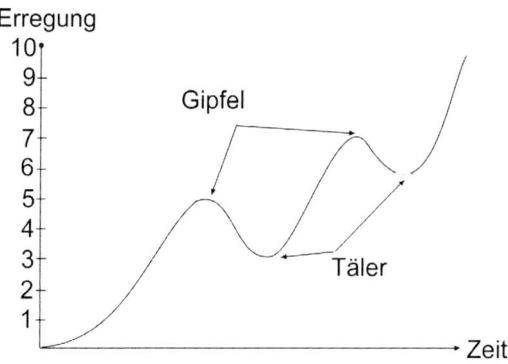

Abbildung 6: Erregungskurve mit Gipfeln und Tälern

Ich denke, du hast das Konzept verstanden. Die Ebenen sind dementsprechend Gipfelpunkte mit größerer zeitlicher Ausdehnung. Techniken für die Gestaltung von Ebenen wirst du ab dem violetten Gürtel lernen. Für den Moment wollen wir sie zurückstellen und uns näher mit Gipfeln beschäftigen - und zwar in der Praxis.

Kata: Freeclimber

Bevor wir mit der Übung beginnen, möchte ich dich nochmals darauf hinweisen, dass die verschiedenen Stufen der Erregungsskala rein subjektiv sind. Anfangs ist die praktische Umsetzung dieses Konzepts vielleicht etwas ungewohnt. Das ist nur verständlich, weil du deine Erregung bisher wahrscheinlich nicht in einzelne Stufen eingeteilt hast. Für die MO-Technik ist diese Fähigkeit aber von entscheidender Bedeutung. Du wirst schnell lernen, auf die verschiedenen Signale deines Körpers zu hören und deine Erregung in verschiedene Stufen einzuteilen.

Da dies die erste Übung ist, die die Erregungsskala verwendet, nimm dir etwas Zeit, um zu experimentieren. Teile dir deine Skala so ein, wie es für dich Sinn ergibt. Schon bald wirst du dich daran gewöhnen und das Ausmaß deiner Erregung richtig einschätzen. Das allein ist schon ein großer Gewinn für deine sexuellen Fähigkeiten! Und es wird dir den Weg ebnen, die MO-Technik zu erlernen.

Kommen wir jetzt zur eigentlichen Übung. Nachdem du dir angenehme Rahmenbedingungen geschaffen hast - siehe Kapitel „Übungsvorbereitung" - kannst du damit beginnen, dich zu stimulieren. Nutze dabei am besten die Techniken, die du bei der

Entdeckungsreise kennen gelernt hast. Steigere deine Erregung so weit, bis du der Meinung bist, die Stufe 5 erreicht zu haben. Du kannst z.B. als Indikator für diese Stufe das stetige Anschwellen deines Gliedes nehmen. Stopp die Stimulation und atme langsam tief durch, wie du es bei der Kata „Talwind" gelernt hast. Jetzt bekommt der Name auch eine Bedeutung, denn deine ruhige Atmung wird deinen Puls beruhigen und dich sanft vom Gipfel Richtung Tal blasen. Achte bewusst darauf, alle Muskeln völlig zu entspannen. Beobachte, wie die Schwellung deines Penis zurückgeht und wie deine Erregung sinkt. Warte, bis die Erregung mindestens zwei Stufen abgefallen ist.

Glückwunsch! Du hast soeben deinen ersten Gipfelpunkt geschafft. Zur Belohnung darfst du die Stimulation bei Stufe 3 wieder aufnehmen. Diesmal wagen wir uns an einen höheren Gipfelpunkt auf Stufe 7. Die Vorgehensweise ist die gleiche wie oben beschrieben. Sobald du den Gipfel erreicht hast, solltest du die Erregung stoppen, tief durchatmen und deine Muskeln entspannen. Lasse auch diesmal die Erregung wieder zwei Stufen absinken - diesmal bis zur 5 - und nimm daraufhin die Stimulation wieder auf.

Nachdem du langsam ein Gefühl für deine Erregungsskala entwickelst, versuche nun bis Stufe 8 vorzudringen. Danach wieder zwei Stufen absinken lassen und die Erregung wieder aufnehmen. Nachdem du abschließend auf der 9 einen Gipfel gesetzt hast, ist die Übung für heute beendet. Wenn du willst, kannst du noch bis zur Stufe 10 gehen und dir mit einem Orgasmus den Druck abbauen, der sich vielleicht angestaut hat.

Du solltest diese Kata mehrmals durchführen, da du auf diese Weise sehr viel über deine Erregung lernen kannst. Pro Session solltest du dir nicht mehr als 4-5 Gipfel vornehmen. Lasse dir genügend Zeit für die Gipfelpunkte (mind. 4 Minuten) und lasse die Erregung langsam, über mehrere Gipfelpunkte, ansteigen. Stufe 5 ist ein guter Start, aber achte darauf, dass du danach nicht mehr als zwei Stufen überspringst. Übe weiter, bis du auch auf Zwischenstufen Gipfel setzen kannst (8,5 - 9,5). Dabei können die Grade nur wenige Handbewegungen ausmachen. Mit ein wenig Praxis sollte es dir möglich sein, innerhalb einer Session Gipfelpunkte bei 8 - 8,5 - 9 und 9,5 zu setzen. Wenn du das schaffst, bist du bereit für den blauen Gürtel.

Die wichtigsten Punkte im Überblick

- Achte auf deine Erregung während der Stimulation.
- Steigere die Erregung bis Stufe 5.
- Stopp die Stimulation und atme tief durch. Entspanne dich.
- Lasse die Erregung um zwei Stufen absinken auf Stufe 3.
- Voilà - Gipfelpunkt auf 5!
- Stimulation wieder aufnehmen und Gipfel auf 7 setzen.
- Nach jedem Gipfel Erregung um 2 Stufen absinken lassen.
- Lasse dir für jeden Gipfel mind. 4 Minuten Zeit.
- Nicht mehr als 4-5 Gipfel pro Session.
- Übe bis du auch Zwischenstufen ansteuern kannst (8,5 - 9,5).
- Lernziel erreicht, wenn Gipfelpunkte auf 8 - 8,5 - 9 und 9,5.
- Abschließende Ejakulation ist ok, aber kein Muss.

Kumite: Seilschaft

Als Seilschaft bezeichnet man das paarweise Klettern mit Seilsicherung. Während der eine Teil im Vorstieg die Wand erklimmt, sichert ihn der Partner vom Boden aus. Der Vergleich passt gut, denn während du deine Erregungskurve emporsteigst, „sichert" dich deine Partnerin. Doch keine Angst! Ein Absturz wird auf dem Bett, auf dem ihr euch hoffentlich befindet, weich aufgefangen.

Ihr solltet eure Kletterpartie mit einer sanften Genitalmassage beginnen. Während du entspannt auf dem Rücken liegst kann deine Partnerin dich mit Händen und Mund verwöhnen. Wenn sie merkt, dass deine Erregung zunimmt, sollte sie dich etwa wie folgt anweisen: „Sag´ mir, wenn du bei Stufe 5 bist."

Du solltest dich währenddessen auf das Ansteigen deiner Erregung konzentrieren. Merke, wie du von einer Stufe auf die nächste gleitest. Wenn du der Meinung bist, auf Stufe 5 zu sein, dann sag einfach nur „fünf" oder „jetzt", oder wenn du ein Kletterer bist, kannst du auch „Stand" rufen, wobei Letzteres wohl eher zu Verwirrung führen könnte.

Deine Partnerin sollte daraufhin die Stimulation unterbrechen. Du selbst solltest zunächst tief durchatmen und darauf achten, alle deine Muskeln zu entspannen. Beobachte, wie deine Erregung langsam abklingt. Bist du zwei Stufen tiefer angelangt - in diesem Fall bei der 3 - solltest du deiner Partnerin ein Signal geben. Dies kann der erhobene Daumen oder das OK-Zeichen sein. Du kannst aber auch einfach „ok" sagen. Wichtig ist, dass ihr die Zeichen und Signale vorher abstimmt, damit es während der Übung keine Kommunikationsschwierigkeiten gibt.

Dies war dein erster Gipfel! Deine Partnerin beginnt dich aufs Neue zu stimulieren, und diesmal ist die 7 das Ziel eurer Bemühungen. Ist diese erreicht, dann sag „sieben", woraufhin deine Partnerin von dir ablässt. Für dich heißt es wieder: Tief Luft holen, Muskeln entspannen und Erregungsabfall beobachten. Und wieder solltest du die Erregung um zwei Stufen abfallen lassen, um einen eindeutigen Gipfel bei der 7 zu setzen. Bei der 5 gibst du deiner Partnerin wieder das vereinbarte Zeichen, worauf sie die Stimulation wieder aufnimmt.

Wiederholt die obigen Schritte und setzt gemeinsam weitere Gipfelpunkte auf 8 und 9. Nehmt euch dabei ausreichend Zeit, d.h. mindestens 3 Minuten für jeden Gipfelpunkt. Es soll eine lustvolle Übung ohne jeden Druck sein. Beim ersten Versuch dieser Partnerübung könnt ihr es bei vier Gipfelpunkten belassen. Ihr solltet aber die Übung unbedingt wiederholen, um auch Gipfelpunkte auf den Zwischenstufen 8,5 und 9,5 zu erlernen. Bist du in der Lage, während einer Session Gipfel auf den Punkten 8 - 8,5 - 9 und 9,5 zu setzen, hast du das Lernziel erreicht und kannst mit dem blauen Gürtel weitermachen.

Am Ende einer Session, in der du mehrere hohe Gipfelpunkte gesetzt hast, kann es sein, dass es für kurze Zeit nicht möglich ist, wie gewohnt zu ejakulieren. Keine Angst. Das hat auch nichts mit Sauerstoffmangel wegen der hohen Gipfel zu tun. Es handelt sich dabei nur um eine kurzzeitige Überstrapazierung, die sich nach etwa 10 Minuten wieder gibt.

Aus Fairness solltest du deine Partnerin fragen, ob auch sie Lust auf eine Kletterpartie hat. Dazu könntet ihr die obige Übung mit vertauschten Rollen durchführen. Das hat mehrere Vorteile. Erstens kommt so auch sie auf ihre Kosten, und zweitens lernt sie ebenfalls mehr über ihre eigene Erregung. Ein weiterer Vorteil ist, dass so auch du mehr über ihre Erregungskurve lernst. Du wirst dadurch erfahren, die Zeichen zu deuten, die sie auf den verschiedenen Stufen unbewusst aussendet. Dies wird euren Sex nachhaltig verbessern und du wirst ein erfahrener Liebhaber werden.

Ob du am Ende der Übung ejakulieren möchtest oder nicht, bleibt dir überlassen. Ihr könnt die Übung auch beide durchführen und euch anschließend beim Sex austoben. Wie auch immer ihr die Übung gestaltet - ich wünsche euch viel Spaß dabei!

Die wichtigsten Punkte im Überblick

- Beginnt mit einer sanften Genitalmassage, wobei die Partnerin mit Händen und Mund verwöhnen kann.
- Achte auf deine Erregung während der Stimulation.
- Anweisung von ihr: "Sag mir, wenn du bei Stufe 5 bist."
- Lasse die Erregung bis Stufe 5 anwachsen.
- Sag dann "fünf" oder „jetzt".
- Sie sollte die Stimulation unterbrechen.
- Du atmest tief ein, entspannst deine Muskeln und beobachtest den Abfall deiner Erregung.
- Lasse die Erregung um zwei Stufen absinken auf Stufe 3.
- Voilà - Gipfelpunkt auf 5!
- Gib ihr ein vorher vereinbartes Zeichen, um die Stimulation wieder aufzunehmen (Daumen hoch, OK-Zeichen ...)
- Stimulation wieder aufnehmen und Gipfel auf 7 setzen.
- Nach jedem Gipfel Erregung um zwei Stufen absinken lassen.
- Lasse dir für jeden Gipfel mind. 3 Minuten Zeit.
- Nicht mehr als 4-5 Gipfel pro Session.
- Übt, bis du auch Zwischenstufen ansteuern kannst (8,5 - 9,5)
- Lernziel erreicht, wenn Gipfelpunkte auf 8 - 8,5 - 9 und 9,5.
- Abschließende Ejakulation ist ok, aber kein Muss.
- Biete ihr an, die Übung selbst durchzuführen, und achte auf die Zeichen, die sie beim Anstieg ihrer Erregung aussendet.

5. Blauer Gürtel

Hallo Bergsteiger. Freut mich, dass du mittlerweile gelernt hast, Gipfelpunkte zu setzen und dadurch mit deiner Erregungskurve besser vertraut bist. Die Erregungsskala war ein wichtiger Schritt für die MO-Technik, mindestens ebenso wichtig wie ein starker PC-Muskel. Wo wir gerade davon sprechen: Machst du dein PC-Muskel-Training auch fleißig? Das solltest du, denn in diesem Kapitel wirst du ihn brauchen. Ja, hier kommt er zum Einsatz und du wirst im Folgenden lernen, wie du mit seiner Hilfe nicht nur den Strahl, sondern auch deine Erregung stoppen kannst ...

PC-Muskel als Bremse

Nachdem wir es schon mit Karate und Klettern hatten, ist diesmal das Fahrradfahren dran. Der PC-Muskel kann auch als Bremse eingesetzt werden. So, das war's: Ende der Metapher. Aber freu dich nicht zu früh, denn ich werde mir für die nächsten Kapitel wieder was einfallen lassen, um dich mit meinen metaphorischen Ergüssen zu inspirieren.

Aber zurück zur Bremse. Ein starker PC-Muskel kann deine Erregung unter Kontrolle bringen. Im letzten Kapitel hast du gelernt, wie man einen Gipfelpunkt durch Stoppen der Stimulation erreichen kann. In diesem Kapitel wirst du lernen, Gipfel durch Anspannen des PC-Muskels zu setzen. Grundsätzlich kannst du das durch folgende Techniken erreichen:

- Einmal lange und stark anspannen,
- zweimal mittelstark anspannen oder
- mehrmals hintereinander kurz anspannen.

Alle diese Methoden funktionieren. Probiere sie am besten alle aus und finde heraus, welche für dich am besten funktioniert. Gelegenheit zum Üben bekommst du mit den nächsten Übungen. Wie gehabt, hast du wieder die Wahl zwischen Solo- und Partnerübung bzw. Kata und Kumite.

Kata: Mountainbiker

Beginne die Übung so wie die Kata „Freeclimber" mit sanfter Stimulation. Bist du bei Stufe 5 angelangt, hörst du jedoch nicht damit auf, sondern spannst deinen PC-Muskel an - entweder 1-2-mal richtig fest oder mehrmals kurz und stoßweise. Zusätzlich atmest du einmal ganz langsam und tief ein. Mit der Stimulation fährst du so lange der Atemzug dauert fort und beobachtest deine Erregung. Danach entspannst du alle deine Muskeln und unterbrichst die Handarbeit. Lasse die Erregung um zwei Stufen absinken, bevor du dich auf den Weg zum nächst höheren Gipfel machst.

Du konntest bei diesem Gipfel sicher spüren, wie die Erregung trotz weiterer Stimulation konstant geblieben ist. Vielleicht kam es sogar zu einem leichten Abfall der Erregung. Für ein Absinken von zwei Stufen ist jedoch eine Unterbrechung der Stimulation nötig.

Versuche jetzt auf die gleiche Weise Gipfelpunkte bei 7, 8 und 9 zu setzen und diese zu halten. Beachte, dass diese Technik schwieriger wird, je höher die Erregung ansteigt. Deshalb musst du den PC-Muskel bei hohen Erregungsgraden stärker anspannen und noch länger und tiefer Luft holen. So wie ein Radfahrer bei steigender Geschwindigkeit fester in die Bremse steigen muss, um das Rad zu stoppen. Ups, das ist mir jetzt so rausgerutscht mit dem Fahrrad und der Bremse. Ich kann es halt nicht lassen.

Kannst du mit Hilfe des PC-Muskels und der Atmung deine Erregung für eine Weile konstant halten, ist das Lernziel dieses Kapitels erreicht und du bist bereit für den violetten Gürtel.

Die wichtigsten Punkte im Überblick

- Achte auf deine Erregung während der Stimulation.

- Steigere die Erregung bis Stufe 5.

- Spanne den PC-Muskel an (1-2-mal lang oder mehrfach kurz)

- Atme langsam und tief ein. Beobachte deine Erregung.

- Unterbreche die Stimulation und entspanne deine Muskeln.
- Lasse die Erregung um zwei Stufen absinken auf Stufe 3.
- Setze weitere Gipfel auf den Stufen 7, 8 und 9.
- Je höher, desto länger und tiefer Luft holen.
- Je höher, desto fester PC-Muskel anspannen.

Kumite: Tandem

Beginnt die Übung in angenehmer Atmosphäre mit einer sanften Genitalmassage. Deine Partnerin kann dich dabei mit den Händen oder dem Mund verwöhnen. Dabei sollte sie sehr langsam und sanft vorgehen, um dir Gelegenheit zu geben, die verschiednen Stufen der Erregung zu fühlen. Als eingespieltes Kletterteam habt ihr ja schon Erfahrung mit den verschiedenen Signalen, weshalb ich jetzt nicht noch mal darauf eingehe.

Bist du bei Stufe 5 angelangt, spannst du den PC-Muskel entweder 1-2-mal lang oder mehrmals kurz an. Zusätzlich atmest du langsam und tief ein. Du kannst dies auch hörbar tun, so dass deine Partnerin weiß, wann es so weit ist. Sie sollte die Stimulation jedoch bis zum Ende des Atemzuges sanft aufrechterhalten und erst dann stoppen - entweder von selbst oder auf ein Zeichen von dir. Lasse die Erregung danach um zwei Stufen abfallen.

Beobachte deine Erregung während dieses Manövers. Sie sollte trotz fortwährender Stimulation nicht weiter ansteigen. Nutze die anschließende Unterbrechung, um dich komplett zu entspannen und die Erregung wieder abfallen zu lassen.

Setzt auf die gleiche Weise weitere Gipfelpunkte auf den Stufen 7, 8 und 9. Je höher die Stufe, desto fester musst du den PC-Muskel anspannen und desto tiefer und länger Luft holen.

Ihr solltet diese Übung einige Male miteinander machen. Wenn ihr sie auf die oben beschriebene Art gemeistert habt und du ein Gefühl für die Kontrolle mittels PC-Muskel entwickelt hast, könnt ihr auch folgende Variation probieren. Die Fortgeschrittenen-Version dieser Übung wird vor allem deiner Partnerin gefallen.

Nach dem ersten Gipfelpunkt auf Stufe 5 nehmt ihr eine angenehme Stellung ein. Besonders gut eignet sich dafür eine Variation der Missionarsstellung, bei der die Frau das Becken mit einem Kissen unterstützt und der Mann zwischen ihren Beinen kniet, ohne sich mit den Händen abstützen zu müssen. Dies ist wichtig, da der Mann eine möglichst entspannte Position einnehmen sollte, ohne zusätzlich Muskeln zu verkrampfen. Eine weitere Position, die gut funktioniert, ist, wenn er auf dem Rücken liegt und sie auf ihm sitzt. Bei dieser Stellung kann er sich voll entspannen und sich ungehindert auf seine Erregung konzentrieren. Weniger gut funktioniert in der Übungsphase die „Doggy-Style"-Stellung. Dabei kniet sie auf allen vieren vor ihm, während er von hinten in sie eindringt. In dieser Stellung ist die Vagina besonders eng, weshalb es die Orgasmuskontrolle für ihn erschwert.

Für welche Stellung ihr euch auch entscheidet, beginnt mit langsamen tiefen Stößen. Lasse deine Erregung langsam weiter ansteigen. Auf Stufe 7 holst du hörbar tief Luft und spannst gleichzeitig deinen PC-Muskel an. Nach dem Atemzug sagst du zu ihr: „Das ist eine 7." Daraufhin sollte sie ihre Bewegungen stoppen und warten, bis deine Erregung um 2 Stufen gesunken ist. Wiederholt diese Schritte, um Gipfel auf 8 und 9 zu setzen.

Übt so oft, bis du ein Gefühl für die Kontrolle mittels PC-Muskel entwickelt hast. Wenn du dich sicher damit fühlst, dann bist du bereit für den violetten Gürtel.

Die wichtigsten Punkte im Überblick

- Beginnt mit einer sanften Genitalmassage mit Händen und Mund.
- Achte auf deine Erregung während der Stimulation.
- Steigere die Erregung bis Stufe 5.
- Spanne den PC-Muskel an (1-2-mal lang oder mehrfach kurz)
- Atme langsam und tief ein. Beobachte deine Erregung.
- Nach dem Atemzug sollte sie die Stimulation unterbrechen.

- Entspanne deine Muskeln und lasse die Erregung um zwei Stufen absinken auf Stufe 3.

- Setze weitere Gipfel auf den Stufen 7, 8 und 9.

- Je höher, desto länger und tiefer Luft holen.

- Je höher, desto fester PC-Muskel anspannen.

Für Fortgeschrittene:

- Nach Stufe 5 Geschlechtsverkehr mit langsamen tiefen Stößen.

- Bei Stufe 7 langsam und tief einatmen und den PC-Muskel anspannen.

- Nach dem Atemzug ihr mitteilen: "Das ist eine 7."

- Sie bleibt völlig bewegungslos, und auch du entspannst deine Muskeln.

- Lasse die Erregung um 2 Stufen absinken.

- Setzt weitere Gipfelpunkte bei den Stufen 8 und 9.

- Habt viel Spaß dabei!

6. Violetter Gürtel

Und wieder muss ich dich beglückwünschen. Dass du auf dieser Stufe angelangt bist zeigt, dass du deinen PC-Muskel effektiv einsetzen kannst, um Gipfelpunkte zu verlängern. Wie ich schon vorher erwähnt habe, nennt man Gipfel mit längerer zeitlicher Ausdehnung auch Ebenen. In diesem Kapitel dreht sich alles um diese Ebenen. Eine Variante zu deren Erreichung hast du mit der PC-Muskel-Technik aus dem letzten Kapitel kennen gelernt. In diesem Kapitel wirst du aber noch drei weitere Methoden kennen lernen, um deine Erregung auf einem Level halten zu können.

Folgende Abbildung visualisiert noch einmal den Verlauf einer Erregungskurve mit Ebenen.

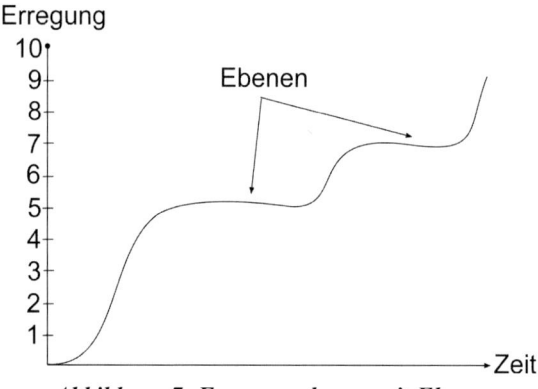

Abbildung 7: Erregungskurve mit Ebenen

Die Kunst, den Weg zu ebnen

Was Ebenen sind, weißt du nun. Mit dem PC-Muskel hast du es auch schon geschafft kleine Ebenen von der Länge eines Atemzuges aufrechtzuerhalten. Hier erfährst du ein paar weitere Methoden, wie du es schaffst, deine Erregung auf einem Level zu halten und das über eine längere Zeit. Wenn du erst mal deine Erregung über mehrere Minuten konstant halten kannst, spielst du sexuell auf jeden Fall in der Oberliga mit.

Folgende vier Werkzeuge stehen dir zur Verfügung:

- PC-Muskel
- Atmung
- Variation der Bewegung
- Verlagerung der Konzentration

Alle Varianten funktionieren sowohl einzeln als auch in Kombination. In den Übungen wirst du zunächst lernen, sie isoliert zu trainieren. Anschließend wirst du sie kombinieren, um die größtmögliche Kontrolle über deine Erregungskurve zu erlangen.

Auch wenn du die Partnerübung machst, solltest du die Kata „Surfer" durchlesen, da hier die einzelnen Techniken im Detail beschrieben werden. Bei der Partnerübung gehe ich nur auf die Besonderheiten des Trainings mit Partner ein.

Kata: Surfer

Wie ich dir schon angedroht habe, gibt es jetzt wieder eine Metapher. Diesmal wagen wir uns aufs Meer in die Brandung. Ich werde dir beibringen, Wellen verschiedener Höhe abzureiten. Die Größe der Welle ist dabei gleichzusetzen mit der Stufe deiner Erregung. Doch bevor du mit dem Surfen beginnen kannst, musst du erst mal hinauspaddeln.

Beginne dafür mit einer sanften Genitalmassage, wie du sie schon in den vorigen Kapiteln kennen gelernt hast. Steigere deine Erregung langsam und konstant, bis du Stufe 5 erreicht hast.

Als erste Technik befassen wir uns mit der **Atmung**. Bist du bei Stufe 5 angekommen, verlangsame deine Atmung. Die Stimulation solltest du mit den gleichen langsamen Bewegungen fortführen. Auch sonst solltest du nichts verändern, außer deiner Atmung. Mit dieser Technik sollte es dir möglich sein, die Erregung leicht zu senken - etwa um eine halbe Stufe. Dein Blick sollte mittlerweile geschult sein für die feinen Facetten der Erregungskurve. Ist die Erregung unter die Stufe 5 gefallen, beschleunige deine Atmung zu einem schnellen Hecheln, bis sie wieder ansteigt. Versuche dich mit beiden Variationen der Atmung auf

Stufe 5 einzupendeln, während du die Stimulation auf die gleiche Weise fortsetzt.

Hey Dude, you are riding the wave! Ja, jetzt hast du es. Versuche dein Surfboard im mittleren Teil der Welle zu halten. Variiere die Position mittels der oben genannten Korrekturen.

Experimentiere nicht zu lange mit dieser Technik, da es bei geringerer Kondition zur Hyperventilation kommen kann. 15 Sekunden reichen vollkommen. Auch weniger ist ok. Genieße das Erlebnis, so lange es dauert. Die wenigsten Wellen dauern überhaupt so lange. Es geht darum, dass du das Gefühl hattest, die Welle aktiv abzureiten.

Kurze Entspannungspause. Lasse dich etwas Richtung Strand treiben und beginne dann wieder mit dem Hinauspaddeln - sprich der Stimulation - bis du eine Welle der Größe 6 erspähst. Sobald sie dich erreicht hat, beginnst du mit der nächsten Methode des Wellenreitens - mittels **PC-Muskel**.

Paddel weiter, bis du sicher bist, dass dich die Welle mitnimmt (6,5). Spanne dann den PC-Muskel mehrmals kräftig an, ohne die Stimulation zu unterbrechen. Dies sollte die Erregung auf Level und dich auf der Welle halten. Sobald du merkst, dass du oben über die Wellenkante zu kommen drohst, spanne den PC-Muskel wieder mehrmals an. Dadurch wirst du die Welle wieder hinabgleiten und deine Position im mittleren Teil halten können. Gib dich auch hier mit einem 15-Sekunden-Ritt zufrieden - wenn er überhaupt so lange dauert.

Wenn es bisher geklappt hat, dann können wir uns an höhere Wellen heranwagen. Paddel wieder hinaus und suche nach einer Welle der Größe 7. Dieses Mal wirst du nur die **Bewegung deiner stimulierenden Hand** variieren. Das heißt, sobald du die 7 überwunden hast, verlangsamst du die Bewegungen deiner Hand. Dadurch sollte die Erregung fast sofort weniger werden. Durch Beschleunigung der Bewegung kannst du die Erregung wieder ansteigen lassen. Experimentiere mit dieser Technik, bis du auch diese Welle für 15 Sekunden abreiten kannst.

Die letzte Technik, eine Welle abzureiten, ist die **Verschiebung der Konzentration** – in diesem Fall die Verlagerung des Drucks. Wenn du auf deinem Board den vorderen Fuß belastest, dann beschleunigst du die Fahrt. Wenn du mehr auf dem hinteren Fuß stehst, wird dein Surfboard langsamer. In unserem Fall heißt das, dass du den Druck deiner aktiven Hand variieren kannst, um deine Erregung zu kontrollieren. Wenn du den Druck verminderst, wird die Erregung sinken, verstärkst du den Druck, wird sie zunehmen. Außerdem kannst du auf dem Board an verschiedenen Stellen stehen, z.B. ganz vorne auf der Nose. Da springt einen der Vergleich mit der Eichel ja geradezu an. Stimuliere daher den Penis an verschiedenen Stellen mit unterschiedlichen Grifftechniken. Versuche mit dieser Technik eine Welle der Größe 8 für 15 Sekunden abzureiten.

Nachdem du gelernt hast, wie es geht, solltest du öfter surfen gehen. Experimentiere mit den verschiedenen Techniken und wage dich schließlich auch an Wellen der Größe 9 und 9,5 heran, bis du sie erfolgreich abreiten kannst. Für Wellen dieser Größenordnung brauchst du all dein Können, d.h. dass du die verschiedenen Techniken kombinieren solltest, um Wellen solcher Größe erfolgreich zu surfen.

Die wichtigsten Punkte im Überblick

- Stimuliere dich mit langsamen, konstanten Bewegungen.
- Steigere die Erregung, bis du Stufe 5 überschritten hast.
- Verlangsame nur deine Atmung, bis du wieder darunter bist.
- Beschleunige deine Atmung, um die Erregung ansteigen zu lassen.
- Pendel dich mit beiden Varianten auf Stufe 5 ein und reite die Welle für 10-15 Sekunden.
- Entspanne dich und lasse die Erregung um zwei Stufen abfallen.
- Stimuliere dich mit konstanten Bewegungen bis Stufe 6.
- Bei Überschreiten der 6 den PC-Muskel mehrmals anspannen, um das Erregungs-Level zu halten.
- Die Bewegungen beibehalten und versuchen, mit Hilfe des PC-Muskels die Welle zu reiten.
- Entspanne dich und lass die Erregung um zwei Stufen abfallen.
- Stimuliere dich mit konstanten Bewegungen bis Stufe 7.
- Behalte die Art der Bewegung bei, aber verlangsame sie, bis du unter die 7 fällst.
- Beschleunige die Bewegung, bis du wieder über die 7 kommst.
- Reite die Welle durch Variation der Geschwindigkeit.
- Entspanne dich und lasse die Erregung um zwei Stufen abfallen.
- Stimuliere dich mit konstanten Bewegungen bis Stufe 8.

- Ändere die Konzentration deiner Bewegung - den Druck oder den Ort, an dem du deinen Penis berührst.
- Variiere, bis du auf diese Weise die 8 reiten kannst.
- Bleibe bei allen Techniken entspannt und konzentriere dich auf den Grad deiner Erregung.
- Kombiniere die Techniken in späteren Sessions, um auch Wellen der Größe 9 und 9,5 zu reiten.

Kumite: Dauerwelle

Auch mit deiner Partnerin kannst du surfen gehen. Dafür solltet ihr euch aber zunächst die vorige Kata „Surfer" durchlesen, da hier die einzelnen Techniken detailliert erklärt werden. Bei der Beschreibung der Partnerübung werde ich mich auf die Besonderheiten und Variationen beschränken.

Beginnen solltet ihr wie immer mit einer sanften Genitalmassage. Deine Partnerin sollte dich mit langsamen und gleichmäßigen Berührungen verwöhnen, damit du dich voll auf die verschiedenen Techniken konzentrieren kannst. Du liegst dabei entspannt auf dem Rücken.

Die Kontrolle mittels Atmung und PC-Muskel kannst du analog zu den Solo-Übungen durchführen. Reite die 5 mittels Variation der Atmung und die Stufe 6 mittels Kontraktion des PC-Muskels.

Zwischen den Wellen sollte sie dir eine Entspannungspause gönnen und deine Erregung um zwei Stufen absinken lassen.

Bei Stufe 7, der Variation der Geschwindigkeit, ist es wichtig, dass du deiner Partnerin Zeichen gibst. Dadurch weiß sie, ob sie die Bewegung beschleunigen oder verlangsamen soll. Da du entspannt auf dem Rücken liegst, könntest du beispielsweise den Arm entspannt neben deinem Körper liegen haben und nur den Daumen heben, wenn sie die Bewegungen beschleunigen soll. Kommst du über die Stufe 7 hinaus, dann leg die Hand wieder flach auf das Bett und sie weiß, dass sie das Tempo drosseln muss. Versuche auf diese Weise die 7 zu reiten.

Eine Besonderheit kommt bei der Verlagerung der Konzentration auf. Während der Surfer den Ort oder die Stärke der Berührung ändert, beschränken wir uns bei der Partnerübung auf die mentale Verlagerung der Konzentration. Bei der Übung „Windhauch" zur sinnlichen Berührung hast du gelernt, dich auf die Stelle der Berührung zu konzentrieren. In diesem Fall musst du die Aufmerksamkeit aber auf eine Stelle richten, die nicht berührt wird. Stimuliert deine Partnerin beispielsweise die Eichel, wenn du die Stufe 8 überschreitest, dann konzentriere dich bewusst auf einen anderen Teil - z.b. die Hoden oder deinen Bauch -, bis die Erregung sinkt. Du kannst dich auch auf einen Körperteil deiner Partnerin konzentrieren. Sobald die Erregung wieder unter die Stufe 8 sinkt, richte deine Konzentration wieder auf den Teil, der berührt wird. Versuche auf diese Weise die 8 zu reiten. Mit dieser Verlagerung der Aufmerksamkeit bleibst du auf jeden Fall geistig bei der Sache und flüchtest nicht in unangenehme Gedanken wie z.B. Angela Merkel im Bikini, um deine Erregung zu senken.

Ebenso wie bei der Partnerübung „Tandem" kannst du als Fortgeschrittener den Geschlechtsverkehr mit einbeziehen. Es ist für die Partnerin äußerst reizvoll, wenn du Wellen abreitest, während du in ihr bist. Es wird für euch beide ein großer Genuss sein. Die Techniken funktionieren ebenso wie bei der Genitalmassage, nur dass du selbst mehr Kontrolle bekommst.

Bei der Kontrolle durch Variation der Geschwindigkeit kannst du in diesem Fall sogar selbst das Tempo bestimmen. Und bei Verlagerung der Konzentration kannst du neben der mentalen Verlagerung auch deine Stoßtechnik variieren. So kannst du z.B. zwischen flachen und tiefen Stößen wechseln.

Mit zunehmender Erfahrung in den einzelnen Techniken kannst du auch dazu übergehen, die Methoden zu kombinieren. Dies erschließt dir größere Wellen (9 und 9,5) und längere Wellenritte. Falls deine Partnerin Lust dazu hat, kann sie auch diese Übung aktiv für sich ausprobieren.

Die wichtigsten Punkte im Überblick

- Beginnt mit einer Genitalmassage mit langsamen, konstanten Bewegungen.
- Steigert die Erregung, bis du Stufe 5 überschritten hast.
- Verlangsame nur deine Atmung, bis du wieder darunter bist.
- Beschleunige deine Atmung, um die Erregung ansteigen zu lassen.
- Pendel dich mit beiden Varianten auf Stufe 5 ein und reite die Welle für 10-15 Sekunden.
- Setzt die Stimulation fort bis Stufe 6.
- Bei Überschreiten der 6 den PC-Muskel mehrmals anspannen, bis die Erregung zurückgeht.
- Die Bewegungen beibehalten und versuchen, mit Hilfe des PC-Muskels die Welle zu reiten.
- Setzt die Stimulation fort bis Stufe 7.
- Deine Partnerin soll die Art der Bewegung beibehalten, aber auf dein Zeichen die Geschwindigkeit verlangsamen, bis du unter die 7 fällst.
- Auf dein Zeichen soll sie die Bewegung beschleunigen, bis du wieder über die 7 kommst.
- Reite die Welle durch Variation der Geschwindigkeit.
- Setzt die Stimulation fort bis Stufe 8.
- Verlagere deine Aufmerksamkeit bewusst auf einen Körperteil, der nicht stimuliert wird, um die Erregung abzusenken.
- Konzentriere dich wieder auf die Stelle der Erregung, wenn du unter die 8 fällst.
- Variiere, bis du auf diese Weise die 8 reiten kannst.

- Bleibe bei allen Techniken entspannt und konzentriere dich auf den Grad deiner Erregung.
- Lasst zwischen den Wellen deine Erregung um zwei Stufen absinken.
- Kombiniere die Techniken in späteren Sessions, um auch Wellen der Größe 9 und 9,5 zu reiten.

Für Fortgeschrittene:

- Geschlechtsverkehr mit langsamen tiefen Stößen.
- Variation der Atmung und Anspannen des PC-Muskels zum Abreiten der Wellen.
- Variiere die Geschwindigkeit, um dich auf einem Level einzupendeln.
- Ändere die Tiefe deiner Stöße und verlagere deine Konzentration mental, um eine Ebene zu halten.
- Kombiniere die Techniken in späteren Sessions, um auch Wellen der Größe 9 und 9,5 zu reiten.

7. Brauner Gürtel

Wenn du alle Übungen bisher durchgeführt hast, bist du schon weit gekommen. Du hast den PC-Muskel kennen gelernt, ihn hoffentlich ausreichend trainiert und kannst mit seiner Hilfe schon die Erregungskurve kontrollieren. Du kennst dich mittlerweile aus mit deiner individuellen Erregungsskala und hast neben dem PC-Muskel weitere Techniken kennen gelernt, mit denen du diese beeinflussen kannst. Außerdem warst du recht aktiv. Du warst auf „Entdeckungsreise", hast Gipfel als „Freeclimber" und als „Mountainbiker" erklommen und hast die Wellen der Erregung als „Surfer" abgeritten.

Mit dem braunen Gürtel bist du in die Oberstufe des Gürtelrangsystems aufgestiegen und hast die grundlegenden Techniken gelernt, um deine Erregung zu steuern. Jetzt bist du bereit, die MO-Technik zu erlernen. Bis jetzt haben wir uns in den Übungen nie bis ganz an den Orgasmus herangewagt. Das wird ab jetzt anders, denn du willst ja lernen, nicht nur einen, sondern mehrere Orgasmen zu erleben.

Wie ich schon am Anfang des Buches erwähnt habe, ist es dazu notwendig den Orgasmus von der Ejakulation zu trennen. Als letzte Vorbereitung für multiple Orgasmen steht die Ejakulationskontrolle deshalb im Mittelpunkt dieses Kapitels. Ich werde dir verschiedene Techniken vorstellen, mit deren Hilfe du die Ejakulation unterdrücken und verzögern kannst. Einige davon hast du schon im letzten Kapitel zur Kontrolle der Erregung kennen gelernt. Andere sind neu und werden deshalb ausführlich erklärt.

In diesem Kapitel habe ich auf die detaillierte Beschreibung von Solo- und Partnerübungen verzichtet. Das heißt aber nicht, dass du für den braunen Gürtel keine Übungen zu machen brauchst. Du hast aber mittlerweile genug Erfahrung, dass du die einzelnen Techniken anhand ihrer Beschreibung auch selbständig in die Praxis umsetzen kannst. Für erste Versuche mit der jeweiligen Methode empfehle ich alleine zu üben. Hast du eine Technik gemeistert, dann kannst du sie auch in den Sex mit deiner Partnerin integrieren. Viel Spaß beim Ausprobieren.

Atmung

Du hast die Atmung schon zur Kontrolle der Erregung kennen gelernt, um bestimmte Erregungsgrade zu halten und als Welle abzureiten. Aber auch in hohen Erregungsgraden (ab 9,5) kannst du mit Hilfe der Atmung deine Ejakulation hinauszögern. Eine besonders wirkungsvolle Technik besteht darin, kurz vor der Ejakulation tief einzuatmen und die Luft anzuhalten, bis der Drang zum Samenerguss nachlässt. Diese Technik funktioniert für die meisten Männer am besten.

Für einige multiorgastische Männer hat es sich hingegen bewährt, für die Verzögerung der Ejakulation besonders schnell und flach zu atmen. Diese Atemtechnik findet sich auch im Yoga, wo sie als „Feueratem" bezeichnet wird. Die Theorie des Tao dazu ist, dass man mit dieser Atemtechnik die sexuelle Energie im Körper verteilen kann, während man sie mit langen, tiefen Atemzügen besser kontrollieren kann.

Ich rate dir, zunächst mit tiefen Atemzügen zu arbeiten, da du diese Technik schon beim Wellenreiten kennen gelernt hast. Es ist sehr schwer, die Ejakulation allein mit der Atmung unter Kontrolle zu bringen. Die Atemtechnik funktioniert aber besonders gut in Kombination mit dem PC-Muskel und sollte deshalb unbedingt bewusst trainiert werden.

Quetsch-Technik

Eine weitere klassische Methode zur Vermeidung von vorzeitigem Samenerguss ist die so genannte „Quetsch-Technik". Sie findet sich vielfach in der einschlägigen Literatur und ist eine Variante, um die Erregung abzusenken.

Die Durchführung ist relativ einfach. Greife den Penis knapp unterhalb der Eichel mit Zeige- und Mittelfinger an der Unterseite des Glieds. Lege dann den Daumen auf die Oberseite - gegenüber den beiden Fingern - und drücke fest zu, bis die Erregung nachlässt. Manche Männer haben mehr Erfolg mit dieser Technik, wenn sie den gleichen Griff weiter unten am Penisansatz durchführen. Am besten experimentierst du mit dieser Technik bei der Selbstbefriedigung, um herauszufinden was für dich am besten funktioniert.

Und da kommen wir auch gleich zum Nachteil dieser Technik. Während sie bei der Selbstbefriedigung problemlos angewendet werden kann, ist sie für den Geschlechtsverkehr eher störend, da das Glied aus der Vagina gezogen werden muss. Deshalb sind die anderen Methoden der „Quetsch-Technik" in der Praxis vorzuziehen.

Wenn du Erfahrung mit Visualisierungstechniken hast, dann kannst du diese Technik auch mental - also ohne physischen Druck durchführen und dadurch die anderen Methoden unterstützen. Probiere es aus, aber verschwende nicht zu viel Energie in diese Technik, denn du wirst noch praktischere kennen lernen.

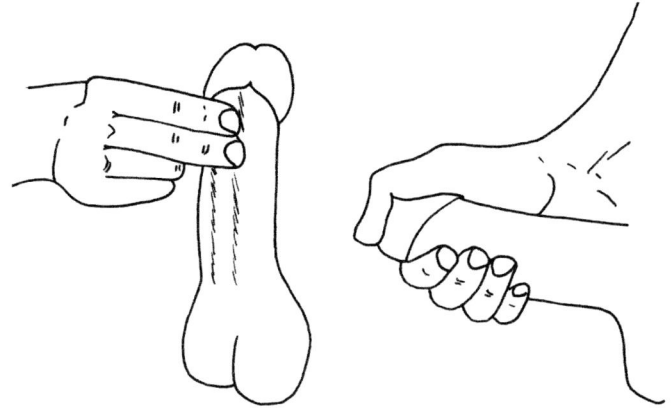

Abbildung 8: Quetsch-Technik

Hoden-Zug

Ziehen am Hodensack? Autsch, das klingt aber unangenehm. Keine Angst, wir wollen die Hoden ja nicht abreißen, sondern lediglich etwas vom Körper entfernen.

Bei der Ejakulation werden die Hoden hoch und nah an den Körper gezogen, damit der Samen herausbefördert werden kann. Es ist spannend, diesen natürlich ablaufenden Prozess bei sich zu beobachten. Durch das Wegziehen wird der Samenerguss verzögert.

Für die Durchführung legst du Daumen und Zeigefinger als Ring um den Hodensack und ziehst ihn vorsichtig vom Körper weg.

„Spaß muss sein, sprach Wallenstein - und schob den Sack gleich mit hinein." Falls du nicht Wallenstein heißt, ist anzunehmen, dass deine Hoden beim Geschlechtsverkehr frei zugänglich sind. Deshalb eignet sich diese Technik auch als unterstützende Maßnahme beim Sex.

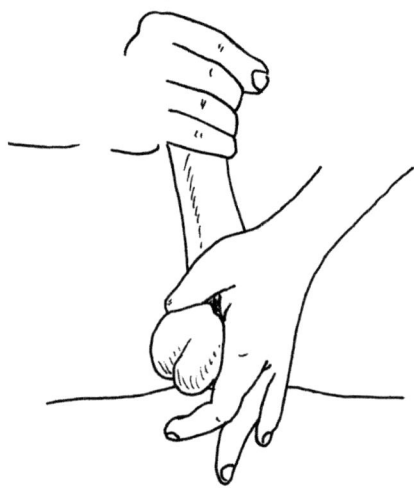

Abbildung 9: Hoden ziehen

Punkt der Million Goldstücke

Diesen Punkt hast du schon als erogene Zone kennen gelernt. Wenn du mir jetzt den entsprechenden Betrag auf mein Konto überweist, dann verrate ich dir auch, wie man ihn zur Ejakulationskontrolle einsetzt. Was, du hast keine Million? Na gut, unter Berücksichtigung der Inflationsrate seit der taoistischen Entdeckung nehmen wir an, dass der Kaufpreis des Buches die Enthüllung rechtfertigt. Da bist du ja noch mal günstig davongekommen, obwohl es der Punkt sicher wert ist. Mit der richtigen Technik kannst du nämlich mit seiner Hilfe tatsächlich die Ejakulation komplett unterdrücken, während du einen Orgasmus hast. Bei richtiger Durchführung wird die Erektion danach erhalten bleiben, was dir multiple Orgasmen ermöglicht.

Wo der Punkt liegt, hast du ja schon erfahren. Er befindet sich auf dem Damm zwischen After und Hoden, wobei er etwas näher beim After liegt. Ertaste vorsichtig mit deinen drei mittleren Fingern die kleine Einkerbung.

Wenn du den *point of no return* - also die 9,9 auf unserer Skala - überschreitest, dann drücke mit den drei Fingern fest auf diesen Punkt und spanne gleichzeitig den PC-Muskel an. Du musst wirklich fest drücken, damit du den Samenerguss unterdrückst. Atme tief ein, warte, bis die Kontraktionen der Prostata aufhören, und setze die Stimulation fort. Wenn du alles richtig gemacht hast, dann bleibt die Erektion bestehen. Vielleicht lässt die Härte etwas nach, aber du kannst sie auf jeden Fall aufrechterhalten.

Falls die Erektion nachlässt, obwohl kein Samen herauskam, dann hattest du wahrscheinlich eine retrograde Ejakulation. Retro ... was? Eine nach innen gerichtete Ejakulation, bei der der Samen durch den Harnleiter in die Blase geleitet wurde. Ob dies tatsächlich passiert ist, kannst du feststellen, wenn du in ein Glas urinierst und kontrollierst, ob sich Spuren von Sperma im Urin befinden.

Keine Angst, eine retrograde Ejakulation ist nicht schädlich, sie ist nur nicht das Ziel der Übung. Von einigen Sekten wurde diese Technik als Mittel der Empfängnisverhütung eingesetzt. Davon kann ich allerdings nur abraten, da es immer sein kann, dass es doch eine sportliche Samenzelle gibt, die den Weg in die Freiheit schafft.

Falls du einen unangenehmen Druck oder leichte Schmerzen nach dieser Technik spürst, dann hast du wahrscheinlich zu spät und zu weit vorne gedrückt. Um ein eventuelles Druckgefühl zu beseitigen, solltest du mit kreisenden Bewegungen deinen Damm massieren.

Üben kannst du diese Methode am besten bei der Selbstbefriedigung. Dabei kannst du mit Druck, Timing und Position experimentieren. Hast du die Technik im Griff, probiere sie beim Sex aus. Aber auch diese Methode ist nur ein Behelfsmittel, falls dein PC-Muskel unzureichend trainiert ist. Die wahre Königsdisziplin der MO-Technik ist die Kontrolle mittels PC-Muskel.

Kontraktion des PC-Muskels

Die Unterdrückung der Ejakulation mit Hilfe des PC-Muskels ist das eigentliche Ziel. Du brauchst im Moment des Orgasmus weder an deinen Hoden zu ziehen, deinen Penis zu quetschen oder auf den Damm zu drücken. Der PC-Muskel allein kann die Kontraktionen der Prostata und der umliegenden Beckenmuskulatur kontrollieren. Unabdingbar für den erfolgreichen Einsatz dieser Technik ist jedoch ein starker PC-Muskel. Deshalb habe ich dich auch ständig ermahnt, dein Training gewissenhaft durchzuführen. Hast du dies bisher fleißig getan, wirst du jetzt die Früchte deiner Saat ernten können.

Die Technik ist vergleichsweise einfach, da du die Grundlagen (Erregungskala, Atmung und PC-Training) ja schon gelernt hast. In dem Moment, wo du den *point of no return* (9,9) überschreitest, stoppst du die Stimulation, atmest tief ein und spannst den PC-Muskel so fest du kannst an.

Das war nur die grundsätzlich Erklärung dieser Technik. Etwas detaillierter und unterstützt durch Übungen wirst du diese Methode beim schwarzen Gürtel lernen. Ich empfehle die anderen Techniken dieses Kapitels zunächst an dir selbst auszuprobieren, damit du sie kennen lernst. Vielleicht funktioniert ja eine davon besonders gut für dich.

Wenn dein PC-Muskel stark genug ist und du es kaum noch erwarten kannst, dann darfst du auch direkt mit dem schwarzen Gürtel weitermachen. Dort lernst du die MO-Technik in Vollendung.

8. Schwarzer Gürtel

Du bist beim schwarzen Gürtel angelangt. Du wirst in diesem Kapitel die MO-Technik meistern. Das ist die gute Nachricht. Die schlechte Nachricht ist, dass damit dein Weg zur wahren Meisterschaft noch nicht beendet ist.

Der erste Schwarzgurt (1. Dan) zeigt sowohl im Karate als auch bei der MO-Technik nur, dass der Schüler die technischen Grundlagen gemeistert hat. Oder wie man im Karate sagt: "Karate-Do beginnt erst dort, wo die Technik aufhört." Aber eigentlich ist dies auch keine schlechte Nachricht, denn ich werde dir im Kapitel „Meistergrade" zeigen, wie du das Maximum aus der MO-Technik herausholen kannst. Das klingt doch viel versprechend, oder?

Orgasmus und Ejakulation

Aber noch bist du ja kein Schwarzgurt, denn vorher heißt es den Umlaut „Ö" aufzulösen. Was mag ich nur damit wieder meinen? Naja, aus „Ö" wird „O" und „E" - Orgasmus und Ejakulation. Denn wie du ja schon weißt, ist das das Ziel. Wir wollen beide trennen, damit wir die Ejakulation unterdrücken können, um den Orgasmus isoliert zu erleben. Und nicht nur einen, sondern mehrere.

Dazu müssen wir uns noch mal kurz anschauen, was bei der Ejakulation geschieht. Wie schon erwähnt, teilt sich die Ejakulation auf: in *Kontraktionsphase* und *Expulsionsphase*. Bei der Kontraktionsphase kontrahieren die Muskeln rund um die Prostata und der Samen wird in den Samenleiter geleitet. Bei der Expulsionsphase wird der Samen dann durch rhythmische Kontraktionen des PC-Muskels hinausgeschleudert. Zuerst wird die Pistole geladen und dann abgefeuert. Die Kontraktionen des PC-Muskels laufen dabei als Reflex unwillkürlich ab.

Das alles passiert nach Überwindung des *point of no return*, also zwischen Stufe 9,9 und 10. Dabei bleibt ein Zeitfenster von etwa zwei Sekunden. Diese Zeit ist mehr als genug. Da wir normalerweise während des Orgasmus die Aufmerksamkeit nicht auf die Vorgänge in unserem Körper richten, bleibt uns dieser Ablauf meist verborgen.

Ich empfehle dir deshalb als Vorbereitung für die eigentliche Übung diese Phase bei einer Runde Selbstbefriedigung am eigenen Körper zu beobachten. Dafür kannst du dich wie gewohnt befriedigen. Setze auf dem Weg nach oben ein paar Gipfel und steuere dann gezielt auf den Orgasmus zu. Wenn du den *point of no return* überschreitest, stoppst du die Stimulation, entspannst dich und konzentrierst dich voll auf die Vorgänge in deinem Körper. Spürst du, wie sich der Samen sammelt? Wie viel Zeit bleibt dir, bis die Kontraktionen des PC-Muskels einsetzen? Achte gezielt auf das Gefühl. Hast du diese Übung gemacht, dann bist du bereit für die letzte Gürtelprüfung der MO-Technik. Es steht dir wieder frei, alleine oder mit Partnerin zu üben.

Kata: Implosion

Du bist sicherlich schon sehr gespannt und voller Vorfreude auf deinen ersten multiplen Orgasmus. Na, dann will ich dich nicht weiter auf die Folter spannen und fange direkt mit der Übungsbeschreibung an.

Beginne die Übung wie gewohnt mit einer Genitalmassage und einem Gipfelpunkt auf 5. Spanne den PC-Muskel an und atme tief ein. Unterbreche die Stimulation und entspanne dich, bis die Erregung zwei Stufen abgefallen ist. Beginne daraufhin erneut mit der Stimulation.

Das war die Aufwärmrunde. Wiederhole die obigen Schritte auf den Stufen 7, 8 und 9. Nimm dir für jeden Gipfelpunkt ausreichend Zeit (mindestens 3 Minuten).

Und jetzt wird es interessant. Beobachte deine Erregung aufmerksam, damit du merkst, dass du auf den *point of no return* zusteuerst. In dem Moment, wo du ihn überschreitest, spannst du den PC-Muskel an, so fest du kannst, und hältst die Spannung für mindestens 10 Sekunden. Gleichzeitig atmest du tief ein und hältst die Luft kurz an, bevor du ruhig und tief weiteratmest.

Spürst du die automatischen Kontraktionen um die Prostata? Diese hältst du durch deinen PC-Muskel in Schach. Du kannst diesen Moment durch eine einfache Visualisierungstechnik unterstützen. Stelle dir den PC-Muskel als um die Prostata geballte Faust vor. Die Prostata kannst du dir als pulsierenden roten

Ball vorstellen. Presse jetzt mit deiner „PC-Faust" fest den Ball zusammen, bis der Ball aufhört zu zucken. Diese Unterstützung wird dir bei der Kontrolle helfen.

Wichtig sind auch die Augen. In Literatur und Praxis gehen hier die Meinungen auseinander. Die Sexualforscher Riskin und Keesling empfehlen, die Augen unbedingt offen zu lassen, da die Technik sonst nicht funktioniere.[4] Die Taoisten Chia und Arava gehen von der taoistischen Lehrmeinung aus, dass die verschiedenen Ringmuskeln (Auge, After, Mund und PC-Muskulatur) miteinander verbunden sind, und deshalb ein Zusammenkneifen von Augen und Mund die Kontraktion des PC-Muskels unterstützt.[5] Ich selbst habe grundsätzlich die Augen offen, wenn ich komme. Ich kenne aber auch Männer, die die Technik mit fest geschlossenen Augen erfolgreich anwenden. Probiere am besten beides aus und achte bewusst auf deine Augen, vor allem wenn es nicht auf Anhieb funktioniert.

Unterbreche die Stimulation für die Dauer der PC-Muskel-Anspannung. Sobald du spürst, dass die Kontraktionen nachlassen und du die Situation unter Kontrolle hast, fahre mit der Stimulation langsam fort, um die Erektion aufrechtzuerhalten. Sie mag kurzzeitig um ein paar Härtegrade zurückgehen, du solltest sie aber ohne Probleme durch weitere Stimulation wieder aufbauen können.

Jetzt kommt der Endspurt! Gib noch einmal richtig Gas und presche über die Ziellinie - diesmal mit Ejakulation. Halte nichts zurück, sondern gib dich dem zweiten Orgasmus einfach hin.

Wenn alles geklappt hat, dann war der zweite Orgasmus dein erster multipler. Herzlichen Glückwunsch! Wenn es beim ersten Versuch noch nicht geklappt hat, lasse dich nicht entmutigen und probiere es, bis es klappt. Versuche bewusst auf das Zusammenspiel von Timing, Atmung und PC-Anspannung zu achten, bis du Erfolg hast.

Falls es geklappt hat, könnte es sein, dass die Orgasmen sich nicht „echt" angefühlt haben. Um diese und andere Reaktionen zu erklären gebe ich einige Hinweise im Kapitel „1 + 1 < 2" nach der Partnerübung.

Jetzt bist du sicher verschwitzt und ermüdet. Deshalb erst mal ab unter die Dusche, bevor du weiter liest.

Die wichtigsten Punkte im Überblick

- Beginne die Stimulation wie gewohnt mit einem Gipfel bei 5.

- Setze den Gipfel mit dem PC-Muskel. Atme tief ein.

- Lasse die Erregung zwei Stufen sinken und fahre dann fort.

- Wiederhole die obigen Schritte mit Gipfeln auf 7, 8 und 9. Lasse dir für jeden Gipfel mindestens 3 Minuten Zeit.

- Wage dich mit voller Aufmerksamkeit an die 9,9.

- Sobald du den *point of no return* überschreitest, spannst du den PC-Muskel für 10 Sekunden an, so fest du kannst.

- Atme dabei sehr tief ein und halte die Luft kurz an. Dann ruhig und tief weiteratmen.

- Achte auf die Kontraktionen, die du mit deinem PC-Muskel in Schach hältst. Unterstütze die Anspannung durch Visualisierung.

- Achte auf deine Augen. Probiere die Technik zuerst mit offenen Augen. Wenn es nicht klappt, wiederhole mit fest geschlossenen Augen.

- Unterbreche die Stimulation für die Dauer der Anspannung. Fahre danach mit der Stimulation fort, um die Erektion zu halten.

- Endspurt: Mache dich an den 2. Orgasmus. Gib alles! Halte nichts zurück und ejakuliere.

- Klopf dir auf die Schulter und geh duschen.

Kumite: Fusion

Jetzt geht es auch für dich und deine Partnerin los mit der finalen Übung zum multiplen Orgasmus. Ich will euren Eifer auch nicht mit langen Einleitungen bremsen, deshalb stürzen wir uns gleich ins Geschehen.

Beginnt wie immer mit einer sanften Genitalmassage. Das dürfte euch mittlerweile sehr vertraut vorkommen. Auch die weiteren Schritte kennst du schon, weshalb ich sie nur kurz beschreibe. Setze mit Hilfe des PC-Muskels einen Gipfel auf 5, atme tief ein und lasse die Erregung zwei Stufen absinken. Beginnt danach mit dem Geschlechtsverkehr und weiteren Gipfeln auf 7, 8 und 9. Lasst euch für jeden Gipfel ausreichend Zeit. Wärme deinen PC-Muskel dabei schön auf, denn er hat gleich seinen großen Einsatz.

Und jetzt wird es interessant. Wenn du auf die 9,9 zusteuerst, lasse dies deine Partnerin wissen. Sie kann dich unterstützen, indem sie ganz still liegen bleibt, um dir die Technik nicht durch zu viel Reibung zu erschweren. Wenn du über den *point of no return* schwappst, gibt es mehrere Dinge, die du gleichzeitig tun musst.

Spanne den PC-Muskel an so fest du kannst und halte den Druck für 10 Sekunden. Unterbreche deine Bewegungen und atme so tief ein wie du kannst. Halte die Luft kurz an und atme dann ruhig und tief weiter. Spüre die automatischen Kontraktionen, die du mit deinem angespannten PC-Muskel in Schach hältst. Du kannst diesen Moment unterstützen, indem du dir den PC-Muskel als Faust vorstellst, die um einen roten, pulsierenden Ball geschlossen ist. Drücke so fest zu, bis der Ball nicht mehr pulsiert. Halte den PC-Muskel lieber zu lange als zu kurz angespannt, bis die Kontraktionen nachlassen.

Öffne deine Augen! Manche Autoren geben an, dass diese Technik nur mit geöffneten Augen funktioniert. Andere, taoistische Autoren gehen davon aus, dass man die PC-Spannung durch Zupressen der Augen und des Mundes unterstützen kann (siehe hierzu Kata „Implosion"). Ich rate dir, für die ersten Versuche die Augen offen zu lassen und bei Misslingen mit fest geschlossenen Augen zu experimentieren.

Sobald du spürst, dass die Kontraktionen nachlassen und du wieder Herr der Lage bist, solltest du mit gleichmäßigen Stößen fortfahren, um die Erektion zu halten. Sie mag kurzzeitig um einige Härtegrade zurückgehen, sollte sich aber durch weitere Stimulation halten lassen.

Setze nun zum Endspurt an, indem du noch einmal richtig Gas gibst und deine Erregung bis zur 10 hochjagst. Lasse dich einfach fallen in einen Orgasmus ohne Anspannung und mit Ejakulation.

Liebkose deine Partnerin und danke ihr dafür, dich auf dem Weg zum multiplen Orgasmus unterstützt zu haben. Dieser Schritt hat die Tür geöffnet für viele weitere sexuelle Abenteuer die ihr euch im Moment noch gar nicht vorstellen könnt.

Falls es nicht geklappt hat, mache dir keine Sorgen. Mit ein wenig Übung wirst auch du es schaffen. Experimentiere mit dem Timing, der Atmung und der PC-Spannung, bis du Erfolg hast.

Es kann auch sein, dass du zwei Orgasmen hattest, beide sich aber sehr ungewöhnlich angefühlt haben. Vielleicht hattest du auch ungewohnte Reaktionen, die dich wenig befriedigen. Lies dazu das folgende Kapitel „1 + 1 < 2". Es wird dir einige Fragen beantworten und einige Befürchtungen verwerfen.

Die wichtigsten Punkte im Überblick

- Beginnt die Stimulation wie gewohnt mit einem Gipfel bei 5.

- Setze den Gipfel mit dem PC-Muskel. Atme tief ein.

- Lasse die Erregung zwei Stufen sinken und fahrt dann fort.

- Beginnt mit dem Geschlechtsverkehr und setzt weitere Gipfel auf 7, 8 und 9. Lasst euch für jeden Gipfel mindestens 3 Minuten Zeit.

- Wage dich mit voller Aufmerksamkeit an die 9,9. Gib deiner Partnerin ein Zeichen, damit sie ab jetzt ruhig liegen bleibt.

- Sobald du den *point of no return* überschreitest, spannst du den PC-Muskel für 10 Sekunden an, so fest du kannst.

- Atme dabei sehr tief ein und halte die Luft kurz an. Dann ruhig und tief weiteratmen.

- Achte auf die Kontraktionen, die du mit deinem PC-Muskel in Schach hältst. Unterstütze die Anspannung durch Visualisierung.

- Achte auf deine Augen. Probiere die Technik zuerst mit offenen Augen. Wenn es nicht klappt, wiederhole mit fest geschlossenen Augen.

- Unterbreche die Stöße für die Dauer der Anspannung. Fahre danach mit langsamen Stößen fort, um die Erektion zu halten.

- Endspurt: Mache dich an den 2. Orgasmus. Gib alles! Halte nichts zurück und ejakuliere.

- Umarme und küsse deine Partnerin. Verwöhne sie zur Belohnung, dass sie den Weg bis hierher mit dir gegangen ist.

1 + 1 < 2

Es gibt nur wenige Männer, die schon beim ersten Versuch zwei volle und befriedigende Orgasmen erleben. Die meisten Männer haben beim ersten Mal das Gefühl, dass ihnen ein Orgasmus entgangen ist, dass er sich nur „halb" angefühlt hat, oder dass bei der abschließenden Ejakulation der Orgasmus ausgeblieben ist. Alle diese Reaktionen sind völlig normal. Bedenke, dass dies dein erster Versuch war. Du warst sicher aufgeregt und vielleicht auch ein bisschen verspannt. Außerdem hast du dich voll konzentriert, weil du den Schritt in etwas Unbekanntes gewagt hast und mehrere Schritte gleichzeitig ausführen musstest. Natürlich muss sich dein Körper und dein Geist erst an diese neue Erfahrung gewöhnen.

Vielleicht war es auch sehr anstrengend und ermüdend und du konntest den Orgasmus deshalb nicht genießen. Du liebst es, wenn du dich einfach nur in den Orgasmus fallen lassen kannst.

Ich verstehe dein Gefühl, aber ich kann dir versichern, dass die ersten Versuche nicht zu vergleichen sind mit der späteren Praxis und den Erlebnissen bei multiplen Orgasmen.

Die ersten Versuche sind vergleichbar mit dem Schießen einer Schrotflinte. Du tust alles, was du kannst, um dein Ziel zu treffen. Das Motto: Besser zu viel als zu wenig. Du wirst lernen den gesamten Prozess so weit zu optimieren, dass du nur noch den geringstmöglichen Einsatz brauchst. Dann wirst du zum Scharfschützen, der sein Ziel mit einem Schuss trifft. Es reicht dann oft ein kurzes Anspannen des PC-Muskels im richtigen Moment für die richtige Zeit und du erlebst einen vollen Orgasmus - aber behältst die Erektion.

Wie alles Lernen läuft auch die MO-Technik zuerst bewusst und später unterbewusst ab. Egal, ob du Fahrradfahren, Autofahren oder sonst etwas lernst - zunächst musst du dich auf alle Schritte voll konzentrieren. Je mehr Routine du gewinnst, desto mehr Schritte laufen automatisch ab. Irgendwann bist du an dem Punkt, dass du beim Autofahren andere Dinge erledigen kannst, weil dir das Fahren in Fleisch und Blut übergegangen ist. Ähnlich ist es auch mit der MO-Technik.

Und wie gesagt: Du hast jetzt gerade mal die Technik gemeistert. Ab jetzt beginnen die Meistergrade. In den folgenden Kapiteln wirst du verschiedene Typen von multiorgastischen Männern kennen lernen. Weiter werde ich dir ein paar fortgeschrittene Techniken vorstellen, mit denen du den Orgasmus auf den ganzen Körper ausdehnen kannst. Daneben gibt es noch viel mehr zu entdecken.

Es erwartet dich also noch eine ganze Menge mehr. Wenn du die Technik dieses Kapitels beherrschst, bist du bereit für die Geheimnisse der Meister.

6. Meistergrade - für Fortgeschrittene

Hallo Schwarzgurt! Was? Du bist noch gar kein Schwarzgurt? Na, dann blätter mal ein paar Seiten zurück, denn dieses Kapitel solltest du erst in Angriff nehmen, wenn du die Technik gemeistert hast. Na gut, wenn du schon mal hier bist, dann darfst du etwas vorschnuppern.

Wenn du mit der Technik grundsätzlich zurechtkommst, dann erwartet dich hier einiges, um diese zu verfeinern. Du wirst verschiedene „Kampfstile" kennen lernen, wie man die MO-Technik einsetzen kann. Außerdem wirst du in Theorie und Praxis die höheren Dan-Grade kennen lernen, die dir helfen, dein sexuelles Potenzial voll zu entfalten.

Jetzt bist du sicher schon sehr gespannt, was dich hier erwartet. Aber bevor wir zum eigentlichen Kern dieses Kapitels kommen, muss ich dich noch einmal ermahnen ...

Übung macht den Meister

Eine unangenehme Wahrheit, ich weiß, aber sie trifft auch für Schwarzgurte zu. Besonders wenn du die Technik gerade mal so weit beherrschst, dass du zwei Orgasmen schaffst und sich diese noch nicht als erfüllend darstellen. Da du es bis hierher gebracht hast, wirst du die Vollendung der Technik auch noch schaffen.

Wichtig ist, dass du den PC-Muskel weiterhin trainierst. Wenn er schon so stark ist, dass du die Prüfung zum Schwarzgurt ohne Probleme geschafft hast, dann reichen erhaltende Übungen. Wenn du dir deiner PC-Power noch nicht so sicher bist, dann solltest du mit dem Aufbautraining fortfahren, bis es so weit ist. Als erhaltende Übung rate ich dir bei jedem Toilettenbesuch weiterhin stoßweise zu pinkeln. Und ein paar „PC-Stöße" und „-Tritte" zwischendurch werden dir ein Leben lang einen starken PC-Muskel geben, der sich neben der Sexualität auch positiv auf deine Gesundheit auswirkt.

Scheue dich auch nicht davor, zu den Übungen niedriger Gürtelgrade zurückzukehren, um bestimmte Schwächen gezielt zu trainieren. Du wirst selbst am besten einschätzen können, welche der benötigten Fähigkeiten du sicher beherrschst und welche durch gezieltes Training noch verbessert werden können. Freue dich darüber, dass es ein prickelndes Hobby ist, das wir hier behandeln, und dass das Training zwar schweißtreibend, aber nicht minder lustvoll ist.

Die Übungen, die ich dir an dieser Stelle vorstelle, sollen für den nötigen Feinschliff deiner Fähigkeiten sorgen - wahlweise wieder mit oder ohne Partnerin. Dabei werde ich auf die detaillierte Beschreibung jedes einzelnen Schrittes verzichten, dafür aber das Trainingsziel genauer hervorheben. Schließlich bist du jetzt Schwarzgurt und solltest mittlerweile wissen, wie du z.b. Gipfel setzt und deine Atmung nutzt.

Kumite: Tanz auf dem Vulkan

Beginnt wie immer mit einem Gipfelpunkt bei 5 während einer Genitalmassage. Sobald dein Glied erigiert ist, dringe sanft in deine Partnerin ein und setze einen weiteren Gipfel bei 7 oder 8. Nutze zur Erstellung des Gipfels nur deinen PC-Muskel und deine Atmung.

Jetzt kommt der anstrengende Teil der Übung - der Tanz auf dem Vulkan. Das Ziel der Übung ist, viele ansteigende Gipfelpunkte zwischen 9 und 10 zu erreichen, die du mit Hilfe mittelstarker PC-Kontraktionen durchführst. Also bei 9,1 - 9,2 - 9,3 ... bis 9,9. Es müssen nicht zehn Stück sein, aber jeder sollte etwas höher sein, als der vorige. Wenn du zehn Gipfel schaffst - umso besser. Beachte, dass bei Gipfeln in dieser Höhe die Luft sehr dünn ist. Das soll heißen, dass die Unterschiede zwischen einer 9,1 und einer 9,2 vielleicht aus 1-3 Stößen bestehen können. Achte bewusst darauf, wie viele Stöße zwischen den einzelnen Stufen liegen. Und versuche jedes Mal ein Stückchen weiter zu gehen, um damit eine neue Zwischenstufe zu kreieren. Dieser Teil der Übung wird sehr prickelnd für deine Partnerin sein, denn du befindest dich buchstäblich in einem hochexplosiven Stadium.

Taste dich gipfelweise an den *point of no return* heran und sei wachsam für das „Überschwappen". Sobald du merkst, dass es so weit ist, gib deiner Partnerin ein kurzes Signal, damit sie für einen Moment völlig ruhig liegen bleibt. Spanne den PC-Muskel richtig fest an und halte den Kontraktionen stand. Wenn diese abflachen, setzt du die Stöße weiter fort, um die Erektion zu halten. Lasse die Erregung etwas sinken und entspanne deine Muskeln. Sobald du merkst, dass es mit der Erregung wieder nach oben geht, versuche einen neuen trockenen Orgasmus, indem du die obigen Schritte wiederholst. Wenn du aber schon völlig erschöpft von der Besteigung der Gipfel bist, dann kannst du jetzt auch ejakulieren und dich in den letzten Orgasmus reinfallen lassen.

Jedes Mal, wenn du die Übung durchführst, kürze sie um einen Gipfel in der Gipfel-Phase und hänge einen Orgasmus in der MO-Phase dran. So wirst du lernen, den PC-Muskel immer später ins Spiel zu bringen, bis du nur noch einen einzigen PC-Druck brauchst, um über den ersten von mehreren Orgasmen zu kommen. Deine Partnerin wird deinen Rhythmus auch immer besser kennen lernen und im richtigen Moment kurz stillhalten. Ihr werdet also noch besser auf einander eingespielt sein und zusammen auf dem Vulkan tanzen.

Die wichtigsten Punkte im Überblick

- Beginnt mit einem Gipfel bei 5 – danach während des Geschlechtsverkehrs noch einen bei 7.

- Setze daraufhin auf möglichst vielen Zwischenstufen Gipfel von 9,1 bis 9,9.

- Benutze bei den Gipfeln mittlere PC-Muskelanspannung.

- Achte auf die feinen Grade der Erregung, die oft nur ein paar Stöße ausmachen.

- Sobald du den *point of no return* überschreitest, gibst du deiner Partnerin ein Signal, worauf sie still liegen bleibt.

- Spanne den PC-Muskel sehr fest an, atme tief durch und warte, bis die Kontraktionen nachlassen. Genieße den Orgasmus.

- Setze die Stimulation dann fort, um die Erektion zu halten.

- Versuche einen zweiten trockenen Orgasmus.

- Ejakuliere beim letzten Mal, wenn du Lust hast.

- Umarme deine Partnerin und bedanke dich bei ihr für den Tanz auf dem Vulkan.

- Fordere sic bei Gelegenheit wieder zum Tanzen auf und versuche jedes Mal einen Gipfel weniger und einen Orgasmus mehr zu erleben.

Kata: Gipfelstürmer

Diese Übung eignet sich sehr gut als Solo-Übung, da du dabei komplett die Kontrolle über deine Stimulation hast. Beginne mit einem sanften Gipfel bei 5 und einem weiteren bei 7 oder 8. Setze für diese und die folgenden Gipfel mittleren PC-Druck ein und achte auf deine Atmung.

Jetzt geht es an die Spitze des Eisbergs, und du wirst versuchen, mehrere ansteigende Gipfel zwischen 9,1 und 9,9 anzusteuern. Achte auf die feinen Unterschiede zwischen den einzelnen Stufen, die oft nur ein paar Streicheleinheiten ausmachen. Wenn du Stöße mit der aktiven Hand durchführst, beobachte, wie viele Stöße du brauchst, um etwas höher in der Erregung zu klettern.

Arbeite dich auf diese Weise Stück für Stück an den *point of no return* heran. Sobald du merkst, dass dieser überschritten ist, spannst du den PC-Muskel so fest an wie du kannst, atmest tief durch und behältst dadurch die Kontrolle über die Kontraktionen. Genieße den Orgasmus und spüre bewusst das Kribbeln, das deinen Körper erfasst, während du den PC-Muskel anspannst, um die Ejakulation zurückzuhalten.

Sobald du merkst, dass die Kontraktionen aufhören, entspannst du dich und fährst vorsichtig mit der Stimulation fort, um die Erektion zu halten. Lasse die Erregung etwas zurückgehen oder halte sie oben, wenn dir das angenehmer ist. Versuche einen zweiten trockenen Orgasmus, indem du die obigen Schritte wiederholst. Wenn du von der Besteigung der vorigen Gipfel schon zu erschöpft bist, kannst du auch mit dem Ejakulations-Schlitten ins Tal fahren.

Ein solches Höhentraining ist eine gute Übung, deshalb solltest du es wiederholen. Lasse bei jeder Wiederholung einen Gipfel im Vorfeld weg und hänge einen Orgasmus hinten dran. Dadurch wirst du immer mehr Gefühl für das richtige Timing und den richtigen Druck entwickeln. Für heute hast du erst mal genug geleistet und dir eine Dusche verdient.

Die wichtigsten Punkte im Überblick

- Beginne die Stimulation wie gewohnt mit einem Gipfel bei 5 und einem weiteren bei 7 oder 8.

- Setze daraufhin auf möglichst vielen Zwischenstufen Gipfel von 9,1 bis 9,9.

- Benutze bei den Gipfeln mittlere PC-Muskelanspannung.

- Achte auf die feinen Grade der Erregung, die oft nur ein paar Stöße ausmachen.

- Sobald du den *point of no return* überschreitest, spanne den PC-Muskel sehr fest an, atme tief durch und warte, bis die Kontraktionen nachlassen. Genieße den Orgasmus.

- Setze die Stimulation dann fort, um die Erektion zu halten.

- Versuche einen zweiten trockenen Orgasmus.

- Ejakuliere beim letzten Mal, wenn du Lust hast.

- Wiederhole die Übung, wobei du jedes Mal einen Gipfel weniger und einen Orgasmus mehr erlebst.

Kata: Feuerwerk

Du magst Pornografie? Dann ist diese Übung genau richtig für dich. Während ich dich in den vorigen Kapiteln dazu ermahnt habe, deine Aufmerksamkeit weg von medialer Stimulation und auf deine innere Erregung zu richten, darfst du in dieser Übung explizit davon Gebrauch machen. Pornografie ist quasi das Übungsmaterial - also hole die Hefte oder Video's aus dem Geheimfach und ran an die Titten.

Wie du schon merkst, weht in diesem Kapitel ein männlicherer Wind, weshalb ich mich schon mal bei den erzürnten weiblichen Lesern entschuldigen möchte. Überschlagt das Kapitel am besten, denn in dieser Übung kommt ihr nur als oberflächliche, mediale Lustobjekte vor.

Wenn du gewohnt bist, dich mit Pornografie zu befriedigen, dann wird dir diese Übung besonders viel Spaß machen. Du kennst deine Sammlung sicherlich schon recht gut und hast einige Favoriten. Je nachdem wo deine Vorlieben liegen, hast du dir sicher Bilder oder Filmszenen für deine Höhepunkte ausgesucht, die diesen genau entsprechen. Diese Tatsache macht eine besonders reizvolle Trainingsmethode möglich.

Es ist gar nicht nötig, die einzelnen Schritte zu erklären. Halte dich an die Anweisungen von „Gipfelstürmer" um multiple Orgasmen zu erreichen. Nutze als Motivation für jeden dieser Höhepunkte jeweils einen deiner Favoriten. Nimm z.B. eines deiner Lieblingsbilder oder spule den Film zu deiner Lieblingsszene und versuche beim Orgasmus die Ejakulation durch starke PC-Muskelanspannung zurückzuhalten. Atme dabei tief durch. Halte die Spannung, bis die Kontraktionen nachlassen und setze dann die Stimulation fort, um die Erektion zu halten. Jetzt ist es an der Zeit weiterzublättern oder vorzuspulen - bis zur nächsten Orgasmus-Vorlage.

Die Motivation, die durch diese Methode entsteht, macht die MO-Technik auch für die Selbstbefriedigung über das Training hinaus interessant. Dies war nur ein Beispiel. Sei kreativ und passe das Training deinen individuellen Vorlieben an, um das Maximum für dich herauszuholen.

MO-Kampfstile

Sowohl im Karate als auch im Kung Fu gibt es verschiedene Kampfstile. Du hast sicher schon mal was vom Kranichstil, der Adlerklaue oder der Tigerkralle gehört. Auch in der MO-Technik gibt es verschiedene Stile. Das soll bedeuten, dass nach dem Erlernen die MO-Technik unterschiedlich angewendet werden kann. Du kannst die Fähigkeit zu multiplen Orgasmen auch der jeweiligen Situation anpassen und die unterschiedlichen Stile unterschiedlich einsetzen. Die meisten Männer finden jedoch irgendwann für sich den richtigen MO-Stil.

Die vorgestellten Stile sind nur Beispiele, die aber den Großteil der verschiedenen MO-Typen abbilden. Es gibt dabei keine beste Technik, sondern es sind unterschiedliche Ausprägungen derselben Fähigkeit.

Ach ja, bevor ich es vergesse: Weil dies ein so cooles Buch ist und auf Englisch alles cooler klingt, nenne ich die Stile nicht Stile, sondern Styles. Wahnsinnig cool, oder?

Multi-Style

Dieser Stil ist wohl das, woran man denkt, wenn man das erste Mal vom männlichen Multi-Orgasmus hört. Die Praktiker dieser Variante brauchen üblicherweise mindestens 10 Minuten, bis sie ihren ersten Orgasmus ohne Ejakulation haben. Der Sex kann ohne große Unterbrechung fortgesetzt werden und es werden je nach Belieben noch 2 - 5 weitere Orgasmen angehängt, die jeweils etwa die gleiche Stärke haben. Der finale Orgasmus wird dann von der Ejakulation begleitet. Der Vorteil liegt darin, die Wahl zu haben: Mal länger, mal kürzer - der Multi-Stil ermöglicht es, sich der Situation anzupassen.

Duo-Style

Dieser Stil ist vor allem für Männer geeignet, die vor diesem Programm Probleme mit vorzeitigem Samenerguss hatten. Der Duo-Style zielt darauf ab, einen Orgasmus für den Mann und einen für beide Partner zu erreichen. Männer, die diesen Stil bevorzugen, kommen das erste Mal mit einem starken trockenen Orgasmus nach relativ kurzer Zeit. Durch die erlernte PC-Kontrolle können sie danach ihre Erregung sehr gut kontrollieren und das Timing so einteilen, dass der zweite Orgasmus mit dem der Partnerin zusammenfällt. Hierbei ist es oft hilfreich, wenn die Frau beim ersten Orgasmus ruhig liegen bleibt (Signal vereinbaren), um dem Mann den ersten Orgasmus zu erleichtern. Dieser Stil eignet sich sehr gut für den Alltags-Sex, bei dem man nicht bewusste Höchstleistungen vollbringen möchte, sondern einen für beide Partner befriedigenden Sex erleben will.

Shot-Style

Manche Männer haben multiple Orgasmen mit Ejakulationen. Das heißt, dass nach dem ersten Orgasmus mit Samenerguss die Erregung und die Erektion leicht zurückgehen. Nach kurzer Pause - und ohne die Erektion komplett zu verlieren - kann dann die Stimulation fortgesetzt werden. Auch beim zweiten Orgasmus wird der Höhepunkt von der Ejakulation begleitet. Auf diese Weise erzielen manche Männer bis zu 6 Orgasmen mit Samenerguss. Sie haben durch das Training ihre Refraktionsphase extrem verkürzt. Diese Technik ist eher fortgeschritten und kann nicht von jedem erlernt werden.

Drop-Style

Bei diesem Stil wird der Orgasmus nach 10-15 Minuten von einer partiellen Ejakulation begleitet. Diesem ersten, sehr heftigen Höhepunkt folgen dann - durch weiteres kraftvolles Stoßen - weitere schwächere Orgasmen wie Nachbeben. Diese Variante ist ein Orgasmus-Muster, das bei vielen Frauen vorkommt.

Tao-Master-Style

Der Tao-Meister verzichtet komplett auf die Ejakulation! Er erlebt mehrere volle Orgasmen - ähnlich dem Multi-Style -, wobei er auf die abschließende Ejakulation verzichtet. Er setzt weitere Techniken ein, um die Intensität seiner Orgasmen zu steigern und diese auf den ganzen Körper auszuweiten. Einmal im Monat ejakuliert der Tao-Meister. Bei den übrigen Orgasmen behält er die sexuelle Energie in seinem Inneren, lässt sie im Körper zirkulieren und kann sie sogar für andere Zwecke umwandeln. Da er auf den abschließenden Orgasmus verzichtet, hat er nach dem Sex keinen Abfall seiner Energie, wie ihn die meisten Männer durch Müdigkeit und Erschöpfung spüren. Der Tao-Meister ist nach dem Sex energetisch geladen, da er den Sex nutzt, um das Energie-Niveau zu erhöhen. Dies kommt auch seiner Gesundheit zugute.

Dieser Stil stellt eine wahre Besonderheit dar. Deshalb beschäftigen wir uns im Folgenden eingehender mit dieser Technik und ein paar weiteren taoistischen Geheimnissen.

Auf Ejakulation verzichten?

Ja, du hast richtig gehört. Bis jetzt hast du die MO-Technik kennen gelernt als eine Möglichkeit, mehrere trockene Orgasmen vor einem abschließenden Samenerguss zu erleben. Diese Praktik entspricht dem Sex in unserem westlichen Kulturkreis. Nach taoistischer Lehrmeinung ist aber jeder Erguss auch ein Verlust von Energie. Diesen Energieverlust kennt jeder Mann, der nach dem Sex müde und erschöpft ist. Kein Mann kann sich wohl vorstellen, direkt nach dem Sex sportliche Höchstleistungen zu vollbringen.

Verzichtet man jedoch auch beim letzten Orgasmus auf die Ejakulation, bleibt die Energie im Körper und man fühlt sich nach dem Sex fit und energetisch. Zwar tritt dann nicht dieses typische Gefühl der Erleichterung auf, aber es kommt auch nicht zur Müdigkeit. Hier sollte jeder selbst wählen und es der Situation anpassen, ob sexuelle Stauungen abgebaut werden sollen, oder ob Sex als Energie-Generator genutzt wird.

Nach taoistischer Lehrmeinung wirkt sich die Vermeidung des Energieverlustes positiv auf den gesamten Gesundheitszustand aus. Ein Organismus mit hohem Energie-Level ist eben weniger anfällig für Krankheiten. Hier unterscheidet sich die taoistische Sichtweise von anderen sexuell-religiösen Praktiken, in denen der Samenerguss deshalb vermieden wird, weil der Samen als heilig gilt.

Es bleibt jedem selbst überlassen wie er dazu steht. Für die einen ist es esoterischer Schabernack, für die anderen einen Versuch wert, um etwas Neues kennen zu lernen. Es ist aber immer von Vorteil, wenn man kennt, was man ablehnt. Deshalb rate ich dir, die nachfolgenden Übungen für Dan-Grade auszuprobieren. Ich kann aus eigener Erfahrung bestätigen, dass es ein berauschendes Gefühl ist, die sexuelle Energie im Körper zu spüren und den Orgasmus auf den ganzen Körper auszuweiten.

Die Dan-Grade – Schattierungen von Schwarz

Auch bei den Meistergraden gibt es Abstufungen, die aber nicht mehr wie bei den Schülergraden durch Farben gekennzeichnet werden. Die Übungen dieses Kapitels beschäftigen sich mit sexueller Energie. Du wirst den kleinen und den großen Energiekreislauf kennen lernen sowie Methoden, um die Energie zu kontrollieren.

Darüber hinaus beschäftigt sich dieses Kapitel auch mit der Befriedigung der Partnerin. Ich werde dir ein paar Stellungen und Stoßtechniken erklären, mit denen du deine Partnerin in Ekstase versetzen kannst.

2. Dan - Energie

Bioelektrische Energie findet sich in jeder Zelle unseres Körpers. Auch findet ein Energieaustausch innerhalb des Körpers statt. Am bekanntesten ist hier das Konzept des Chi aus der traditionellen chinesischen Medizin (TCM). Die Akupunktur wurde in letzter Zeit auch in unserem Kulturkreis immer bekannter und die Schulmedizin nutzt die über Jahrtausende gewonnenen Erkenntnisse immer häufiger.

Nach dieser Lehrmeinung beinhaltet der menschliche Körper neben Blutkreislauf und Lymphsystem auch noch eine energetische Vernetzung: die Meridiane. Dicht unter der Körperoberfläche verlaufen diese Energiekanäle, die an bestimmten Punkten beeinflusst werden können.

Für unsere Zwecke ist ein so differenziertes System viel zu detailliert. Da wir uns nicht für die Heilung bestimmter Krankheiten und das Wechselspiel zwischen den Organen interessieren, reicht für uns ein gröberes Verständnis des Energiesystems.

Du kannst es dir so vorstellen, als ob wir uns auf der Autobahn bewegen und die vielen kleinen Nebenstraßen uns an dieser Stelle nicht interessieren. Eine dieser Autobahnen ist der kleine Energiekreislauf.

Kleiner Energiekreislauf

Der kleine Energiekreislauf ist die Autobahn, auf der unsere sexuelle Energie in Fahrt kommt. Wir betrachten an dieser Stelle zunächst die Landkarte, bevor wir uns im nächsten Kapitel ins Auto setzen und eine Fahrstunde machen.

Nach taoistischer Meinung liegt in diesem Kreislauf der Schlüssel zur Zirkulation der Energie und damit zu einer Ausweitung des sexuellen Genusses.

Doch wie fühlt es sich an, wenn Energie in unserem Körper fließt? Die Energie durchströmt unseren Körper permanent. Wir sind uns dessen aber meistens gar nicht bewusst. Das liegt daran, dass in unserem Kulturkreis das Konzept der Energie weniger bekannt ist und wir deshalb nicht darauf achten. Menschen, die zum ersten Mal bewusst mit der Manipulation der Energie zu tun haben - z.b. bei der Akupunktur - beschreiben diese oftmals als prickelnd, elektrisierend, pulsierend, kitzelnd oder auch wärmend.

Die meisten Menschen können die Energie nicht über den gesamten Kreislauf verfolgen. Sie spüren die Energie aber an bestimmten Punkten entlang dieser Bahn. Deshalb ist es zunächst einmal wichtig zu wissen, wo sich diese Bahn befindet. Der kleine Energiekreislauf lässt sich in einen vorderen und einen hinteren Kanal unterteilen.

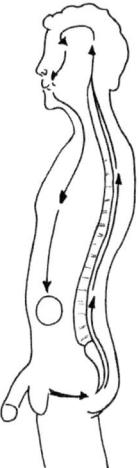

Abbildung 10: Kleiner Energiekreislauf

Hinterer Kanal

Der hintere Kanal zieht sich vom Damm über die Rückseite des Körpers (Steißbein, Wirbelsäule und Nacken) bis hoch über den Scheitel und hinab zur Stirn. Er endet knapp unter der Nase und über der Oberlippe.

Vorderer Kanal

Der vordere Kanal beginnt an der Zungenspitze und verläuft über die Kehle an der Mitte der Körpervorderseite hinab bis zum Damm. Bei schwangeren Frauen zeigt sich der vordere Kanal manchmal als sogenannte Linea Negra.

Die beiden Kanäle können dadurch verbunden werden, dass man die Zungenspitze an den Gaumen drückt um den Kreislauf zu schließen. Die Zunge fungiert dabei als Schalter, der die Energie zum Fließen bringt.

Sexuelle Energie

Sexuelle Energie ist eine sehr starke Ausprägung körpereigener Energie. Als Männer fühlen wir es sehr deutlich, wenn die Geilheit uns überkommt und wir sexuell erregt werden. Mit der Erregungsskala hast du bei den Schülergraden eine Art Messinstrument für diese Art der Energie entwickelt und konntest die Intensität der Energiesteigerung beobachten und steuern.

Als Meister der MO-Technik geben wir uns aber nicht mehr mit der Kontrolle über die Intensität zufrieden, sondern wir wollen die Energie gezielt in unserem Körper bewegen.

3. Dan - Kontrolle sexueller Energie

Die Kontrolle der Energie wird dir besonders leicht fallen, wenn du schon Erfahrung mit Meditation oder anderen Techniken der Selbsterfahrung gesammelt hast. Aber auch ohne Vorwissen wirst du bald lernen, die Energie in deinem Körper zu steuern.

Ziel ist es, die sexuelle Energie aus den Genitalien zu ziehen und sie dann im Körper zu verteilen. Und da kommt uns die Autobahn des kleinen Energiekreislaufs sehr gelegen. Die Energie wird also aus dem Penis über den Damm die Wirbelsäule hinauf gezogen. Die erste Zwischenstation ist dann der Kopf. Wenn du es schaffst, die Energie bis in deinen Kopf hochzuziehen, dann hast du bereits den schwierigsten Teil gemeistert.

Doch wie bewegt man die Energie im Körper? Die Energie folgt der Konzentration. Es konnte wissenschaftlich nachgewiesen werden, dass man die Aktivität von Nerven und Muskeln allein durch die gezielte Aufmerksamkeit auf bestimmte Körperteile steigern kann. Diese Tatsache machen wir uns bei den folgenden Übungen zu nutze, indem wir bewusst den Weg der Energie visualisieren. Es kann sein, dass du die Aktivität nur an manchen Punkten auf dieser Strecke fühlen kannst. Das ist völlig in Ordnung. Es ist nur wichtig, sich den Verlauf der Energie bewusst zu machen, um die Bewegung verfolgen zu können.

Eine entsprechende Übung dazu werde ich dir gleich vorstellen. Vorher aber noch der Hinweis, dass es bei Rückenverspannungen schwierig ist, die Energie durch den Körper fließen zu lassen. Verspannungen bilden Blockaden und sollten deshalb vor den Übungen gelöst werden. Jetzt wäre also der richtige Zeitpunkt für eine Partner-Massage oder etwas Yoga.

Kata: Gebirgsbach

Bei dieser Übung wirst du lernen, leichte sexuelle Erregung zu kontrollieren und in vitalisierende Energie umzuwandeln. Diese Technik eignet sich besonders gut, wenn du durch eine Situation im Alltag sexuell erregt wirst, aber keine Möglichkeit zum Abbau der Spannung hast. Außerdem ist es viel effizienter, die Energie zu nutzen, als sie z.B. auf dem Klo buchstäblich zu verschleudern. Wenn also die Kollegin bei der Arbeit mal wieder einen knappen Minirock an hat, oder das nächste Mal ein Fotomodell die Sauna betritt, dann weißt du, was zu tun ist.

Die Übung ist vergleichsweise einfach, da die Erregung in der Phase der Entstehung kontrolliert wird. Wir befinden uns also an der Quelle des Gebirgsbachs, der noch nicht zum reißenden Strom geworden ist. Wie du „aufgewühlte" sexuelle Energie kontrollieren kannst, lernst du in der Kata „Wasserfall".

Beginne die Übung, indem du deine Erregung auf Stufe 2 bringst. Du kannst dies durch erotische Gedanken oder sanfte Genital-Stimulation tun. Sobald du merkst, dass die sexuelle Energie erwacht, atme tief ein und ziehe mit leichter PC-Anspannung die Hoden etwas hoch.

Atme wieder aus, entspanne dich und achte weiter auf die zunehmende sexuelle Energie. Stell dir vor, wie du die Energie über die Hoden bis ins Steißbein ziehst. Du kannst die Energie dabei als silbrig-glitzernde oder rot-pulsierende Masse visualisieren, die sich langsam entlang der von dir bestimmten Bahn verteilt. Dies war nur ein Beispiel. Du kannst dir die Energie beliebig vorstellen, aber es sollte ein Bild sein, das dem warmen, kribbelnden Wesen der Energie entgegenkommt.

Wechsle ab zwischen einatmen und ziehen und ausatmen und entspannen. Sobald du merkst, dass sich die sexuelle Energie ausbreitet und hinten am Steißbein gesammelt hat, kannst du sie die Wirbelsäule emporsteigen lassen. Dabei kannst du dir das Rückgrat als Rohrleitung vorstellen, durch die du die Energie nach oben ziehst. Sobald du genügend Energie um dein Steißbein gesammelt hast, kannst du die PC-Anspannung durch Kontraktionen der Gesäß-Muskeln unterstützen. Mit diesen pumpst du die Energie die Wirbelsäule hinauf.

Experimentiere, ob es dir leichter fällt, die Energie hochzuziehen oder hochzupumpen. Mit zunehmender Erfahrung wird es dir immer leichter fallen, die sexuelle Energie zu bewegen. Oft reicht dann schon ein kurzes Anspannen der Po-Muskeln, um die Energie die Wirbelsäule hinaufzujagen.

Sobald sich die Energie deinem Nacken nähert, ziehe das Kinn leicht an und begradige die Rückseite deines Nackens, damit die Bahn frei ist. Fahre so lange fort, bis du die Energie in deinem Kopf spüren kannst. Nutze den Hohlraum deines Kopfes als Energiesammelstelle. Ich wollte dich jetzt nicht beleidigen sondern dir nur ein neues Bild für deine Visualisierungs-Technik anbieten.

Hast du genügend Energie im Kopf gesammelt, versuche sie im Kopf kreisen zu lassen. Erst in die eine und dann in die andere Richtung. Das klingt jetzt vielleicht merkwürdig, aber sobald du die Erfahrung das erste Mal gemacht hast, wirst du verstehen, was ich meine.

Es ist nicht gut, die Energie dauerhaft im Kopf zu lagern. Als Endlager bietet sich der Bauchraum hinter dem Nabel an. Um die Energie dorthin zu bekommen, musst du zuerst die Zungenspitze etwas hinter den Zähnen an den Gaumen pressen. Dadurch kann die Energie am vorderen Kanal abfließen. Du kannst das Abfließen durch Schlucken von Speichel unterstützen. Stell dir vor, wie du den Speichel mit Energie auflädst bevor du ihn runterschluckst. Lasse die Energie die Kehle hinab, über den Solarplexus bis in den Bauchraum abfließen. Auch hier kannst du dir den Körper wieder als Hohlraum vorstellen, in den die Energie von oben her einströmt.

Die Bewegung über den vorderen Kanal ist vor allem für Männer etwas schwieriger. Nach taoistischer Meinung sitzen in diesem Bereich die Emotionen. Da viele Männer ihre Emotionen nicht frei herauslassen, sondern vieles „in sich hineinfressen" oder den Ärger „runterschlucken" gleichen diese Blockaden den Verspannungen der Rückenmuskulatur beim hinteren Kanal. Aber mit ein wenig Übung sollte es dir gelingen, diese Blockaden zu überwinden. Du kannst den Energiefluss unterstützen, indem du mit beiden Handflächen vom Halsansatz über die Brust weich nach unten streichst. Am Ende der Streichbewegung sollten die Hände auf dem Bauch ruhen.

Wenn du dir den Körper als elektrisches System vorstellst, dann schlägt der erotische Funke an der Peniswurzel ein. Die dadurch entstandene Elektrizität (Erregung) wird dann entweder über den Überlastungsschutz rausgeschossen (Ejakulation) oder mittels Blitzableiter über den Energiekreislauf geleitet. Dort dient sie zum Aufladen der inneren Batterie im Bauchraum, nachdem sie das gesamte System durchflutet und aktiviert hat. Dieser Vergleich zeigt sehr schön, wie sich die Ejakulation - bzw. die Alternative - auf die Energiebilanz auswirken.

Die wichtigsten Punkte im Überblick

- Begebe dich durch erotische Gedanken oder sanfte Stimulation auf Erregungsstufe 2.

- Sobald die Erregung erwacht, einatmen und die Hoden durch leichte PC-Anspannungen hochziehen.

- Visualisiere die Energie - wie sie sich vermehrt und ausbreitet.

- Ziehe die Energie über die Hoden ins Steißbein.

- Wechsle ab zwischen einatmen und ziehen und ausatmen und entspannen.

- Sobald sich genügend Energie im Steißbein gesammelt hat, diese mit Kontraktionen der Gesäß-Muskeln die Wirbelsäule hochpumpen.

- Kinn leicht anziehen und Nacken strecken, um die Energie in den Kopf zu ziehen.

- Energie im Kopf zirkulieren lassen. Spüre das Kribbeln.

- Zungenspitze an Gaumensegel pressen, um die Energie abzuleiten.

- Durch Schlucken den Energiefluss die Kehle hinab unterstützen.

- Die Energie über den Solar Plexus in die finale Sammelstelle hinter dem Nabel ableiten.

- Bei Blockaden das Ableiten durch Streichen mit den Händen unterstützen.

4. Dan - Ganzkörperorgasmen

Nachdem du gelernt hast, kleinere Stromstärken zu kontrollieren, begeben wir uns in die Stromschnellen des Gebirgsbachs. Sobald die Erregung zunimmt, wird der Fluss immer reißender. Es ist als ob du mit einem Kajak auf einen Wasserfall zufährst. Deshalb solltest du die Kata „Gebirgsbach" beherrschen, bevor du dich in die Stromschnellen und den „Wasserfall" wagst.

Beherrschst du aber den kontrollierten Ritt durch die Stromschnellen, dann wird Kajaking zum Ganzkörpererlebnis und damit deine Orgasmen zu Ganzkörperorgasmen.

Die taoistische Theorie hinter der nächsten Übung ist, dass ein Samenerguss nur stattfinden kann, wenn die Nerven mit genug Energie und die Muskeln mit ausreichend Blut versorgt werden, um den Muskelspasmus auszulösen. Die Schlussfolgerung daraus ist, das Blut aus den Genitalien und die Energie aus den Genitalnerven zu ziehen. Dies kann durch Anspannen einiger wichtiger Muskelgruppen bewerkstelligt werden, allen voran natürlich der PC-Muskel. Seine Kontraktionen werden unterstützt durch die großen Gesäßmuskeln, notfalls auch durch Anspannung der Fuß-, Faust- und Kiefermuskulatur. Betrachte diese Hilfestellung durch andere Muskeln als Stützräder, die du nicht mehr brauchst, wenn du das PC-Fahrrad beherrschst. Je stärker du den PC-Muskel trainierst, desto mehr Kontrolle kann er übernehmen.

Kata: Stromschnellen

Dies ist eine sehr wirkungsvolle Methode, sich erregte sexuelle Energie nutzbar zu machen. Trainieren, also nicht auf dem Bett. Sobald du die Technik beherrschst, kannst du sie natürlich auch im Bett anwenden.

Befriedige dich, bis du Erregungsstufe 6 erreicht hast, und setze einen kurzen Gipfel mit Hilfe des PC-Muskels. Wenn du die Technik lernst, solltest du zunächst allein üben. Später wirst du die Energie auch in jeder beliebigen Situation zirkulieren lassen können. Übe nicht direkt nach dem Essen, da für die Verdauungsvorgänge Energie benötigt wird und so der Energiefluss schwerer zu beobachten ist. Außerdem solltest du ausgeglichen sein, da diese Übung die Emotionen verstärkt. Verzichte also darauf, wenn du dich wütend, aggressiv oder ängstlich fühlst, bis du wieder mit dir im Einklang bist.

Üben solltest du im Stehen oder Sitzen. Fahre mit der Befriedigung fort, bis du auf Stufe 8 bist und eine starke Erektion hast. Bei dem nächsten Gipfel auf 8,5 spannst du den PC-Muskel kräftig an. Gleichzeitig ziehst du die Gesäßbacken zusammen, bis sich die Energie im Steißbein gesammelt hat. Atme tief ein, wenn du die Energie bewegst. Um das Herausziehen aus den Genitalien zu unterstützen, kannst du mit den Zehen auf den Boden klopfen oder die Fäuste ballen.

Dann pumpst du die Energie mit kräftigen Gesäßmuskel-Kontraktionen die Wirbelsäule hinauf. Versuche dabei die gesamten Beckenmuskeln von After bis Rückgrat in Wellenbewegungen anzuspannen, um den Energiefluss zu unterstützen. Du kannst dein Becken auch wie beim Reiten auf einem Pferd vor und zurück wiegen.

Zieh das Kinn an und strecke deinen Nacken, sobald die Energie bei den Halswirbeln angekommen ist. Konzentriere dich auf die Schädeldecke und ziehe mit dieser, wie mit einem Magnet, die Energie in den Kopf. Zusätzlich kannst du noch mit den Augen nach oben schauen.

Wenn die Energie im Kopf angelangt ist, sollte die Erektion etwas zurückgegangen sein. Fahre nun mit der Befriedigung fort, um die Übung erneut bei Stufe 8,5 zu wiederholen. Fahre mit den Wiederholungen fort, bis sich genügend Energie in deinem Kopf gesammelt hat. Lasse diese dann in deinem Kopf etwas kreisen und genieße die Wärme und das Kribbeln, das sich über deinen gesamten Körper ausbreitet. Entspanne dabei deine Muskeln.

Die Stimulation ist wie das Antreiben eines Dynamos, mit dem du Energie generierst. Dann ziehst du die Energie durch das Kabelsystem bis in die Glühbirne (Kopf), die daraufhin erstrahlt. Je mehr Energie du generierst und umleitest, desto heller strahlt die Lampe. Und wenn du richtig Gas gibst, dann wird es eine richtige Disco-Lightshow.

Achte auch hier darauf, die sexuelle Energie aus dem Kopf wieder abzuleiten, damit dir nicht die Sicherungen durchbrennen. Dafür den Zungenschalter betätigen und die Energie an der Körpervorderseite abfließen lassen, damit sie im Bauch gespeichert werden kann.

Die wichtigsten Punkte im Überblick

- Übe im Stehen oder Sitzen wenn du ausgeglichen bist und einen leeren Magen hast.

- Stimuliere dich und setze einen Gipfelpunkt auf 6 und einen weiteren auf 8,5 mit dem PC-Muskel. Spanne dabei den PC-Muskel, die Gesäßmuskeln und evtl. weitere Muskeln (Hände, Füße) fest an, um die Energie aus den Genitalien über den Damm zum Steißbein zu ziehen. Atme dabei tief ein.

- Wenn sich etwas Energie beim Steißbein gesammelt hat, dann pumpe sie mit Wellenbewegungen der Beckenmuskeln die Wirbelsäule empor. Dabei in kurzen Atemzügen einatmen.

- Visualisiere, wie sich die Energie ausbreitet.

- Kinn leicht anziehen und Nacken strecken, um die Energie in den Kopf zu ziehen. Nach oben schauen und mit der Schädeldecke die Energie magnetisch anziehen.

- Beobachte das Nachlassen der Erektion und fahre mit der Stimulation fort, um noch mehr Energie zu generieren, die du im Kopf sammelst.

- Wiederhole diese Schritte 3-6-mal, bis sich genügend Energie gesammelt hat.

- Energie im Kopf zirkulieren lassen. Spüre das Kribbeln. Entspanne die Muskeln.

- Zungenspitze an Gaumen pressen um Energie abzuleiten. Die Energie über den Solar Plexus in die finale Sammelstelle hinter dem Nabel ableiten.

Kata: Wasserfall

Diese Übung ist eine Kombination aus den Katas „Stromschnellen" und „Gipfelstürmer". Es geht darum, auch bei mehrfachen Orgasmen die Energie nicht nur abzublocken, sondern abzuleiten. Die abgeleitete Energie dient dann nicht nur den lokalen Kontraktionen im Genitalbereich, sondern wird in den ganzen Körper gezogen, um den Orgasmus auszuweiten.

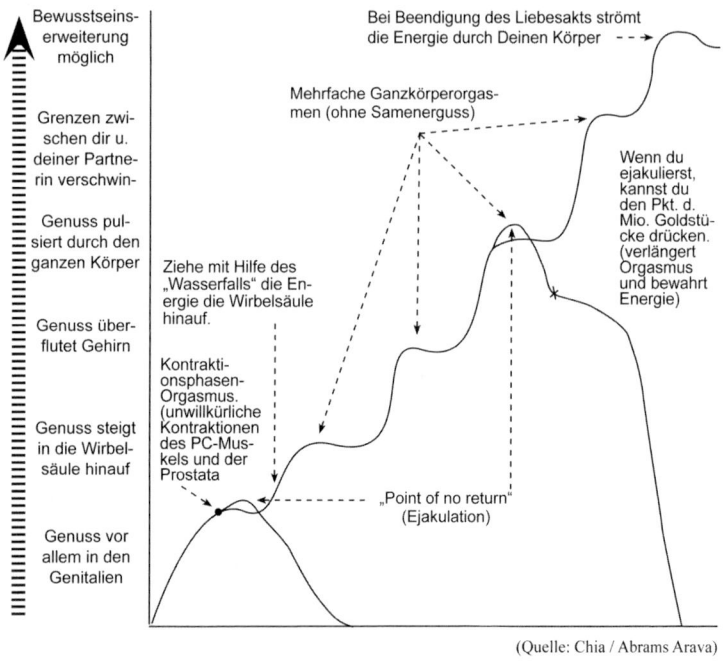

(Quelle: Chia / Abrams Arava)

Abbildung 11: Orgasmuspotenzial

Die Grundvoraussetzung, um das Orgasmuspotenzial voll auszureizen zu können, ist also einerseits die Fähigkeit zu multiplen Orgasmen und andererseits die Beherrschung des Energiekreislaufs auf hohen Erregungsstufen. Als Übung kannst du demnach die vorige Kata „Stromschnellen" beim Höhepunkt deiner Erregung durchführen. In dem Moment, in dem du deinen PC-Muskel anspannst, um die Ejakulation zurückzuhalten, und die Kontraktionen spürst, ziehst du die Energie in den Körper hinein, anstatt sie wie bei der Ejakulation zu verschleudern oder sie wie bei einem normalen multiplen Orgasmus in den Genitalien zu zentrieren.

Anfangs kannst du den Zug durch Anspannen der großen Muskelgruppen unterstützen. Später reicht dann meist ein kurzes Anspannen des PC-Muskels und die Konzentration auf die Schädeldecke, um die Energie in den Kopf zu ziehen.

Hast du diese Fähigkeit einmal entwickelt, hast du die höchste Stufe der sexuellen Befriedigung erreicht. Es gibt wenig, was deine persönliche Ekstase noch steigern könnte. Nachdem du jetzt also ein Meister deines eigenen Körpers bist, werde ich dir im nächsten Kapitel noch ein paar Tricks verraten, wie du auch deine Partnerin meisterhaft befriedigen kannst.

5. Dan - Befriedigung deiner Partnerin

Herzlichen Glückwunsch! Du hast alle praktischen Übungen hinter dir und bist jetzt - wenn du das Programm absolviert hast - ein Meister über deinen Körper. Du hast gelernt, deine Erregung zu beobachten, deine Orgasmen zu kontrollieren und deine sexuelle Energie zirkulieren zu lassen. Vielleicht hast du es auch schon geschafft, deine Orgasmen auf den ganzen Körper auszuweiten. Ich gratuliere dir zu deinen neuen Fähigkeiten.

Das Buch hat damit seinen Zweck erfüllt. Aber weil du so fleißig warst, hast du dir noch einen Bonus verdient. Ich werde dir nämlich in diesem Kapitel ein paar Techniken verraten, mit denen du die Befriedigung deiner Partnerin steigern kannst. Wie gesagt, der praktische Teil liegt hinter dir. Zu den folgenden Tipps gibt es keine Übungen. Es bleibt dir überlassen, damit in der Praxis zu experimentieren. Ich wünsche dir und vor allem deiner Partnerin viel Spaß dabei.

Magic Touch

Die meisten Männer lieben es, wenn Frauen sich direkt auf ihre Genitalien stürzen. Die Frauen hingegen streicheln und liebkosen einen Mann oft erst ausgiebig und bahnen sich langsam den Weg bis unter die Gürtellinie. Einen stark erregten Mann kann diese Vorgehensweise oft wahnsinnig machen. Zwar ist dies nicht der optimale Weg, einen Mann zu befriedigen, da sich aber die Frau meist so verhält, wie sie es sich für sich selbst wünscht, kann dir eine genaue Beobachtung ihrer Aktionen viel über ihre Wünsche verraten. Der erste Tipp also: Achte darauf, wie dich eine Frau berührt, und gib ihr die Berührungen auf die gleiche Art zurück. Wenn du selbst lieber anders berührt werden möchtest, dann sprich mit ihr darüber und sag ihr deine Vorlieben.

Frauen empfinden es oft als zu direkt, wenn man(n) sich ohne große Umschweife ihren Genitalien zuwendet. Dies solltest du erst tun, wenn eine Frau ausreichend erregt ist. Die Erregung einer Frau kannst du steigern, indem du sie an anderen sensiblen Punkten ihres Körpers berührst und liebkost. Dafür ist vor allem ihr Nacken, ihr Rücken oder auch Armbeuge und Kniekehle geeignet. Manche Frauen empfinden diese Berührungen als zu kitzelig, anderen bereiten sie ein besonders prickelndes Wohlgefühl. Hier hilft nur experimentieren. Auch die Kopfhaut ist sehr sensibel für mittleren Druck mit den Fingerspitzen. Du kannst sie dabei kreisend massieren und auch den Ohransatz mit einbeziehen.

Eine weitere wichtige Stelle ist die Grenze zwischen Rücken und Gesäß auf dem Kreuzbein. Da, wo das Dreieck des String-Tangas sitzt, ist ein Bereich, der sowohl für sanfte, luftige Berührungen als auch für stärkere, massierende Stimulationen zugänglich ist. Wenn du die Übung „Windhauch" gemacht hast, dann hast du sicherlich schon die Stellen deiner Partnerin kennen gelernt, auf die sie besonders reagiert.

Sobald deine Partnerin erregt ist, kannst du dich auch den Brüsten und den Genitalien nähern. Du erkennst die zunehmende Erregung an ihrer Atmung und an den Bewegungen ihres Körpers. Mehr zu diesen Bereichen in den folgenden Kapiteln.

Magic Talk

Hier ein kleiner Trick aus der Hirnforschung. Du weißt sicherlich, dass die beiden Gehirnhälften für unterschiedliche Aufgabenbereiche zuständig sind. Die linke Gehirnhälfte ist für logisches, rationales Denken - die rechte für visuelles, kreatives Denken zuständig.

Diesen Umstand machen wir uns zunutze. Viele Frauen erregt es, wenn ihnen sinnliche Bilder oder aufreizende Worte ins Ohr geflüstert werden. Wichtig ist dabei eine möglichst bildhafte, emotionale Sprache, da diese Stimmungen von der rechten Gehirnhälfte verarbeitet werden.

Zwar werden Informationen von beiden Ohren verarbeitet, durch die überkreuzende (*kontralaterale*) Verarbeitung ist jedoch das linke Ohr bevorzugt, da es in engerem Kontakt mit der rechten Gehirnhälfte steht. Dies wurde in Studien nachgewiesen und man spricht bei der bevorzugten Verarbeitung visueller Informationen durch das linke Ohr von einem „*left-ear-advantage*" (LEA).

Achte also darauf, dass du deiner Partnerin die Schweinereien ins linke Ohr flüsterst und wähle eine bildhafte Sprache!

Brüste

Die Brüste sind ein heikles Thema für viele Frauen. Die wichtigste Regel im Umgang mit der weiblichen Brust ist demnach, sie als perfekt zu bezeichnen, wenn man danach gefragt wird. Hat sie kleine Brüste, dann sagst du so was wie „mehr als eine Hand voll bringt sowieso nur Ärger", oder „heute die größten, morgen die längsten", wenn es um das Thema große Brüste geht. Hat deine Partnerin mehr als 3 Greif (Greif ist die inoffizielle Brustmaß-Einheit), dann solltest du dir obige Sprüche lieber verkneifen. Wie auch immer die Brüste deiner Partnerin ausfallen, lobe sie und liebkose sie. Versuche die Vorteile herauszustreichen. Hat sie vielleicht besonders schöne Brustwarzen, der Busen eine besonders schöne Form beim Stehen oder Liegen, dann sag ihr das.

Wenn du sie berührst, dann zunächst zärtlich. Frauen stehen nicht auf unvorbereitetes Gegrabsche. Umspiele die Brustwarzen in immer engeren Spiralen mit sanften, streichelnden Bewegungen. Werden sie härter, dann ist das ein gutes Zeichen für ihre zunehmde Erregung. Du kannst dann die Brustwarzen auch direkt berühren, vorzugsweise mit der Zunge in kreisenden Bewegungen.

Leider kann man keine allgemeinen Ratschläge geben, wie fest man die Brüste maximal berühren sollte, da jede Frau unterschiedliche Vorlieben hat. Hier hilft es nur, sie entweder direkt danach zu fragen, oder die Intensität so lange zu steigern, bis es ihr zu fest wird. Du kannst ihr diesen Plan auch vorher mitteilen und sie anweisen, dir zu sagen, wenn es ihr unangenehm wird, dir aber auch positives Feedback zu geben, wenn ihr etwas besonders gut gefällt.

Genitalien

Das langsame Vorgehen hat sich auch im Umgang mit den Genitalien bewährt. Es gibt natürlich Situationen starker Erregung mit einer vertrauten Partnerin, bei der sie es als besonders erregend empfindet, wenn du ihr direkt zwischen die Beine greifst. Dies ist aber ein Sonderfall und sollte keinesfalls zur Regel werden.

Umspiele ihren Schambereich zunächst mit Streicheleinheiten an der Innenseite der Oberschenkel. Du kannst dabei auch wie zufällig mit der Handkante die Schamlippen berühren. Fahre dann wieder von den Hüftknochen mit den Fingern bis zu ihrem Venushügel hinab. Variiere dabei den Druck und die Geschwindigkeit der Bewegungen. Spiele dann ein wenig mit ihren Schamlippen. Du kannst sie sanft kneten, an ihnen entlangreiben oder sie auch leicht spreizen. Mittlerweile sollte sie schon sehr erregt sein. Wenn du merkst, dass sie feucht genug ist, kannst du dich der Klitoris zuwenden. Berührungen an dieser sensiblen Stelle könnten sonst unangenehm oder schmerzhaft sein.

Klitoris

Die Klitoris ist ein einmaliges Organ, zu dem es kein männliches Gegenstück gibt. Die einzige Aufgabe dieses Organs ist das Lustempfinden. Dazu ist die Klitoris mit sehr vielen Nervenenden ausgestattet. Grobe Männerhände haben da nichts zu suchen, da die meisten Frauen sehr empfindlich an dieser Stelle sind. Wenn du sie mit den Fingern befriedigen willst, so solltest du es nicht direkt auf der Klitoris, sondern leicht darüber tun, damit ihr der Druck nicht zu stark wird.

Für die direkte Stimulation ist die Zunge das geeignete Werkzeug. Hier kannst du alles ausprobieren und die Reaktionen deiner Partnerin beobachten. Du kannst z.B. mit der Zunge leicht über den Kitzler flattern oder mit der Zungenfläche sanft darüber schlecken. Du kannst den Kitzler auch mit spitzer Zunge umkreisen. Wechsel ab zwischen horizontalen und vertikalen Bewegungen und variiere auch die Geschwindigkeit. Du kannst auch kurz stoppen (3-5 Sekunden), um danach wieder mit schnellen Bewegungen fortzufahren.

Ein Trick ist auch das Buchstaben- oder Zahlen-Züngeln. Versuche dazu mit der Zunge die Zahlen von 0 bis 10 auf die Klitoris zu schreiben. Das bringt Abwechslung in die Bewegungen.

Weiterhin kannst du die Klitoris mit den Lippen umschließen und sanft daran saugen. Sei erfinderisch und wechsle Richtung, Druck und Tempo. Dann sollte es nicht mehr lange dauern, bis du sie zur Ekstase bringst.

Noch ein wichtiger Punkt. Freu dich darüber, wenn deine Frau ihre Klitoris während des Sex selbst stimuliert. Manche Männer denken, dass sie der Frau nicht genügen. Das ist totaler Unsinn. Viele Frauen kommen überhaupt nur dann zum Orgasmus, wenn die Klitoris zusätzlich stimuliert wird. Und wenn sie es selber macht, dann nimmt sie dir Arbeit ab, denn dann brauchst du nicht während des Stoßens die Klitoris mit dem optimalen Druck stimulieren. Eine Aufgabe, die dir immer schwerer fallen wird, je näher du deinem eigenen Orgasmus kommst. Sei froh, wenn du eine Partnerin hast, die es gelernt hat sich selbst zu befriedigen. Sie kann diesen Teil dann nämlich besser als du es je können wirst. Sie übt schließlich schon seit Jahren.

G-Punkt

Der G-Punkt ist eine erogene Zone der besonderen Art. Manche Frauen finden ihn, für andere bleibt er ein ewiges Mysterium. Nach seinem Entdecker Ernest Gräfenberg benannt, wird er häufig als Punkt beschrieben, der eine Frau in äußerste Ekstase bringen kann. Natürlich ist es kein Punkt, der einer Frau auf Knopfdruck Lust verschafft. Das Problem, das viele G-Punkt-Suchende haben, ist, dass sie zwar wissen, wo er sich in etwa befindet, sie aber keine Ahnung haben, wie sie mit ihm umgehen sollen.

Aber klären wir zunächst einmal, wo er liegt. Die Stelle befindet sich 4-5 cm im Inneren der Vagina an der Oberseite direkt hinter dem Schambein. Zum Suchen kann man den Zeige- oder Mittelfinger mit der Handfläche nach oben in die Vagina einführen. Dann mit einer lockenden Bewegung des Fingers die Oberseite der Vagina an der Rückseite des Schambeins ertasten. Achte auf eine leicht furchige oder raue Stelle, die auf einer Art Strang liegt.

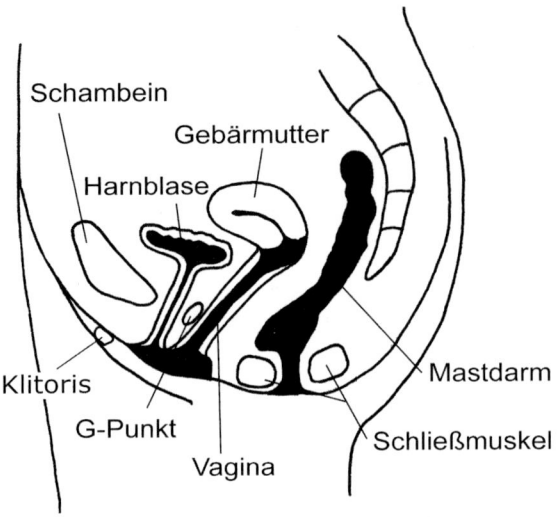

Abbildung 12: Lage des G-Punkts

Nachdem das „Wo" geklärt ist, gilt es das „Wie" und das „Wann" zu ergründen. Denn darin besteht das eigentliche Geheimnis, das so viele Suchende scheitern lässt. Der G-Punkt offenbart sich nämlich nur als erogene Zone, wenn die Frau schon stark erregt ist. Er wird damit zum Nachbrenner, der nur bei hohen Geschwindigkeiten gezündet werden kann.

Direkt nach dem Orgasmus lässt er sich außerdem am besten finden, da diese Stelle dann sehr gut durchblutet ist. Würdest du bei deiner Frau die Erregungsskala ansetzen, dann solltest du ihn nicht vor Stufe 8 stimulieren. Vorher kann es sein, dass es deiner Partnerin unangenehm ist, oder dass sie überhaupt nichts spürt. Ähnlich wie bei der Klitoris ist manchen Frauen ein sanftes Streichen schon zu viel, während andere stärkeren Druck brauchen, damit sie überhaupt etwas spüren. Hier hilft nur experimentieren und kommunizieren. Bewährt hat sich jedoch ein leichtes Klopfen im Sekundentakt. Aber auch hier gewinnt die Variation. Probiere also verschiedene Rhythmen mit unterschiedlichem Druck und sei nicht enttäuscht, wenn deine Partnerin anders reagiert, als es viele Mythen versprechen.

Das Eindringen

Nachdem du die Frau mit Fingern und Mund erotisiert hast, kommt nun dein bestes Stück zum Einsatz. Doch bevor du mit dem Delphin abtauchst, solltest du noch ein wenig an der Oberfläche mit ihm spielen. Reibe z.b. mit dem Penis über die Klitoris. Entweder horizontal oder mit kreisenden Bewegungen kannst du deine Partnerin so sehr erregen, dass sie es kaum noch aushält, bis du endlich in sie eindringst.

Wenn es so weit ist, dann gehe langsam vor - Stück für Stück. Zwei Schritte vor und einen zurück. Damit reizt du deine Partnerin weiter und ihr Verlangen wird immer mehr steigen. Nachdem du sie so ein wenig hingehalten hast, ziehst du deinen Penis noch einmal zurück, bevor du langsam, aber stetig immer tiefer in sie eindringst. Achte darauf, dass du ihr nicht wehtust, vor allem wenn du ein großes Glied hast.

Was du dann mit deinem Penis anstellen kannst, wenn du erst mal auf Tauchstation gegangen bist, das erfährst du im nächsten Kapitel.

Stoßtechniken

„Rein, raus - danke Maus!" Oder wie der Amerikaner sagt: „Wham Bam - thank you Mam". Nachdem du mittlerweile den schwarzen Gürtel in der MO-Technik hast, sollten diese Sätze der Vergangenheit angehören.

Wie immer zählt auch hier die Abwechslung. Also solltest du auf jeden Fall den Rhythmus ändern. In der Phase der Erregung hast du wesentlich mehr Erfolg, wenn sich die Frau nicht an den Rhythmus gewöhnen kann. Steuert deine Partnerin jedoch auf den Orgasmus zu, kann es ihr helfen, wenn du deinen Rhythmus über längere Phasen aufrechterhältst, damit sie sich darauf einlassen kann.

Bei tiefen Stößen wird die Eichel über die gesamte Länge des Weges gereizt. Dies wirkt sich positiv bei Erektionsschwierigkeiten aus, kann aber die Orgasmuskontrolle erschweren. Die Taoisten raten zwischen 9 flachen und einem tiefen Stoß zu wechseln. Ich rate dir dazu, deinen eigenen Rhythmus zu finden. Finde heraus, welche Stoßtechniken für dich besonders erregend sind und welche sich über längere Phasen bequem anfühlen.

Die Vagina dehnt sich im Körper der Frau wie ein Hohlraum aus. Dabei sind die gesamten Wände mit erogenen Zonen unterschiedlicher Intensität ausgestattet. Versuche also mit dem Penis aus verschiedenen Winkeln (sowohl vertikal als auch horizontal) einzudringen, um nach dem System Schrotflinte möglichst viele Punkte zu erreichen. Beobachte die Reaktionen deiner Partnerin um herauszufinden, welche Stellen besonders erregend für sie sind.

Wenn du eine starke Erektion hast, dann kannst du den Penis auch am Ansatz greifen und in kreisenden, rührenden Bewegungen in deiner Partnerin bewegen.

Eine weitere Technik ist das Schrauben. Dabei wird der Penis nicht einfach rein und raus bewegt, sondern beim Eindringen mit kreisenden Beckenbewegungen hinein „geschraubt". Wenn du beweglich in der Hüfte bist, kannst du damit deiner Partnerin besonderen Genuss bereiten. Wechsle beim Schrauben die Richtung der Bewegung, um für noch mehr Abwechslung zu sorgen.

Stellungen

Wenn du an abwechslungsreichen oder akrobatischen Stellungen interessiert bist, dann rate ich dir zum Kama Sutra oder zu anderen erotischen Büchern, die sich auf dieses Thema spezialisiert haben. An dieser Stelle möchte ich nur auf ein paar Grundstellungen und ihre Vor- und Nachteile eingehen.

Im Taoismus gibt es diesbezüglich einige interessante Theorien. Berührungen mit gleichen Körperteilen (z.B. Hände, Lippen oder Genitalien) sorgen für Entspannung und zur Herstellung von Harmonie. Zu stärkerer Erregung kommt es, wenn sich unterschiedliche Körperteile berühren (z.B. Lippen und Ohr, Lippen und Genitalien, usw.). Darüber hinaus spendet der aktive Partner dem passiven Partner Energie.

Betrachten wir nun drei grundlegende Stellungen im Hinblick auf Erregung und Orgasmuskontrolle.

Der Mann oben

Wenn der Mann oben liegt, dann handelt es sich meistens um eine Variation der klassischen Missionars-Stellung. Ein wichtiger Vorteil dieser Stellung liegt darin, dass die Partner einander zugewandt sind. Dies ermöglicht Augenkontakt und Küssen. Außerdem kann dich deine Partnerin umarmen und dir das Rückgrat entlangstreichen, um den Energiefluss zu unterstützen.

Um bei dieser Stellung den G-Punkt mit dem Penis zu erreichen, muss die Frau ein Kissen unter ihr Becken legen. Dadurch kann der Mann in steilerem Winkel in sie eindringen. Je höher sie dabei die Beine nimmt, desto tiefer wird die Penetration. Daher empfiehlt sich diese Technik, wenn die Frau eine eher große Vagina oder der Mann einen eher kleinen Penis hat. Schwierig wird diese Stellung für den Mann, wenn er sich auf den Armen abstützt. Wesentlich weniger anstrengend ist es, breitbeinig und aufrecht vor der Frau zu knien. Dabei kann der Mann sowohl den Winkel als auch die Tiefe des Eindringens optimal kontrollieren.

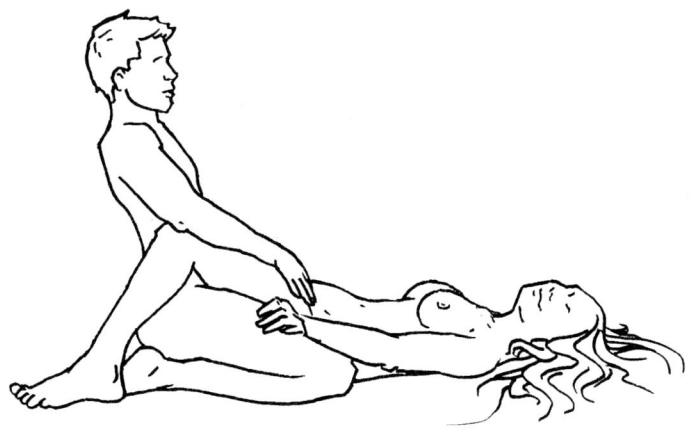

Abbildung 13: Stellung - Mann oben

Die Frau oben

Diese Position ist besonders angenehm für die Kontrolle deines Orgasmus, da du dich vollkommen entspannen und auf deine Erregungskurve konzentrieren kannst. Den meisten Männern gelingt es besonders gut in dieser Stellung multiorgastisch zu werden.

Ein weiterer Vorteil liegt darin, dass die Frau die Kontrolle über den Winkel und die Tiefe des Eindringens hat. Dadurch kann sie den Penis an die sensiblen Stellen in ihrer Vagina lenken. Diese Stellung ist daher am orgasmusfreundlichsten für viele Frauen.

Hinzu kommt, dass der Mann seine Hände frei hat und seine Partnerin streicheln oder stimulieren kann. Ein Trick in dieser Position ist es, eine Hand flach über dem Penis auf den Bauch zu legen. Deine Finger sollten Richtung Penis zeigen und der Mittelfinger sollte den Ansatz berühren. Wenn die Hand am richtigen Platz ist, dann reibt die Partnerin mit ihrer Klitoris genau über die Knöchel der Finger-Rückseite. Sie kann dabei Druck und Bewegung selbst bestimmen und du kannst zusätzlich mit deiner Hand Wellenbewegungen ausführen, um sie zu unterstützen.

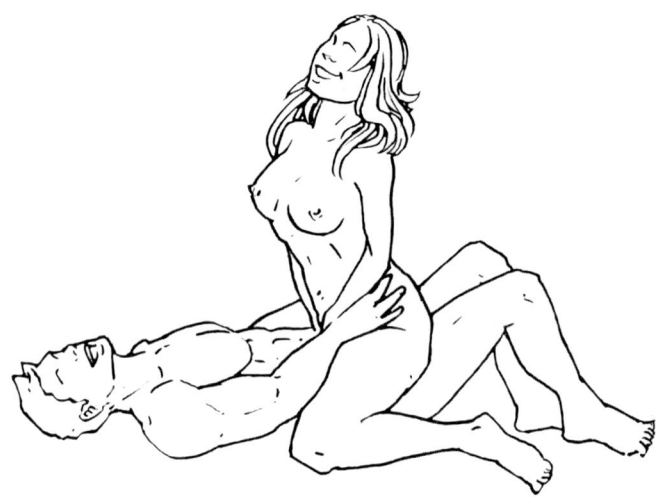

Abbildung 14: Stellung - Frau oben

Mann von hinten

Diese Stellung wird umgangssprachlich auch als „Doggy-Style" bezeichnet. Die Frau kniet dabei vor dem Partner und streckt ihm ihr Hinterteil entgegen. Der Mann dringt von hinten in sie ein. Dabei ist die Scheide der Frau besonders eng, was die Orgasmuskontrolle jedoch erschwert. Diese Stellung ist daher besonders gut für die Anfangsphasen des Liebesspiels geeignet, wenn die Erregung noch geringer ist. Auch bei kleinem Penis und großer Vagina ist diese Stellung zu empfehlen, da sich durch die Verengung die Reibung erhöht.

Zwar können sich die Partner nicht anschauen oder küssen, aber der Mann hat die Hände frei, um die Partnerin zu streicheln oder ihre Brüste zu massieren.

Wenn du eine Runde Rodeo reiten willst, dann kannst du sie in dieser Stellung an den Haaren greifen, tief in sie eindringen und ihr dann mitteilen, dass der Sex mit ihr fast so gut ist wie mit der neuen Praktikantin bei euch im Büro. Mal sehen, wie lange du dich dann halten kannst.

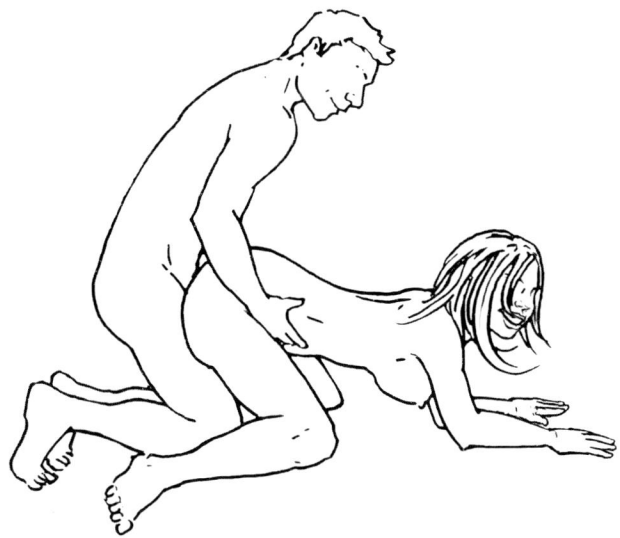

Abbildung 15: Stellung - Mann von hinten

6. Dan - Sexualisierung des Geistes

Yin und Yang ist das alte asiatische Symbol für die beiden Teile, die zusammen das Ganze ergeben. Yin steht dabei für die weibliche Energie des Universums und Yang für das männliche Gegenstück. Aber es gibt noch mehr Bedeutungen, die den beiden Seiten zugeordnet werden, z.B. heiß und kalt oder hell und dunkel.

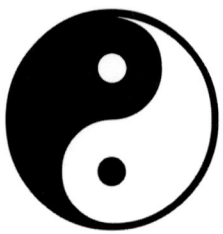

Abbildung 16: Yin und Yang

In jedem Menschen kommen beide Energien vor, sowohl männliche als auch weibliche. Bei der höchsten Stufe sexueller Erfüllung findet ein Energieaustausch zwischen den Partnern statt. Dabei zirkuliert die Energie durch beide Partner hindurch und wächst dabei immer stärker an. Einen solchen Energieaustausch kann man jedoch nicht bei einem One-Night-Stand erleben, da ein solcher Austausch große Vertrautheit erfordert. Außerdem müssen beide Partner den Energiefluss durch ihren eigenen Körper beherrschen, bevor sie dazu übergehen können, die Energie auszutauschen.

Versucht zunächst eure Atmung anzugleichen. Umarmt euch, so dass eure Köpfe seitlich aneinander liegen. Dadurch könnt ihr gegenseitig euren Atem hören und ihn angleichen.

Dann kannst du dir vorstellen, durch deinen Penis heiße, männliche Yang-Energie abzugeben, die von deiner Partnerin aufgenommen wird. Zum Austausch kannst du kühle, weibliche Yin-Energie aus ihrer Vagina ziehen und in deinen Energiekreislauf die Wirbelsäule hinaufschicken. Habt ihr durch andauerndes Liebesspiel genügend Energie aufgebaut und ausgetauscht, dann wird sie im Kopf ankommen, wo ihr sie zirkulieren lassen könnt. Jetzt kann die Energie entweder wie gewohnt in den Bauchraum abgeleitet werden oder durch Küsse und die Berührung der Zungen auch am Kopfende ausgetauscht werden. Die über die Zunge ankommende Energie sollte dann jeder bis zum Nabel ableiten, um sie dort zu speichern.

Es wird einige Zeit dauern, bis ihr beide lernt, mit den unterschiedlichen Energien umzugehen. Aber wenn es euch gelingt, werdet ihr durch ein Erlebnis belohnt, das euch ungeheure Vertrautheit und ein wahrhaft elektrisierendes Glücksgefühl verschafft.

7. Sexuelle Probleme

Die meisten Männer haben irgendwann in ihrem Leben sexuelle Probleme. Vielleicht hast auch du schon mal Erektionsschwierigkeiten im entscheidenden Moment gehabt oder machst dir Sorgen wegen deiner Penisgröße. Manche Männer leiden unter vorzeitigem Samenerguss und andere haben Probleme mit ihrer Prostata.

Dieses Kapitel widmet sich den häufigsten Problemen, denen du beim Sex über den Weg laufen wirst.

Vorzeitiger Samenerguss

Das Übungsprogramm dieses Buches ist darauf ausgelegt, deine Erregung und Orgasmen besser kontrollieren zu können. Wenn du die Übungen gemacht und dadurch die Kontrolle über deinen Körper gewonnen hast, dürfte dieses Problem der Vergangenheit angehören.

Wenn du bei den Meistergraden angekommen bist, dann hast du auch vom taoistischen Weg erfahren. Dieser sieht vor, den Samenerguss komplett zu vermeiden und nur einmal im Monat zu ejakulieren um überschüssige Energie abzubauen. Nach dieser Sichtweise haben die meisten Männer per definitionem einen vorzeitigen Samenerguss. Die Ejakulation ist nicht mehr das Ziel, sondern allein der Orgasmus. Wenn du die MO-Technik gelernt hast, bleibt es dir zukünftig selbst überlassen, ob und wann du einen Samenerguss erleben willst.

Es kann natürlich immer mal vorkommen, dass man im Eifer des Gefechts zu schnell schießt. Mache dir keine Sorgen deswegen. Wir sind nur Menschen und keine Maschinen. Du hast im vorigen Kapitel Techniken kennen gelernt, mit denen du eine Frau auch ohne deinen Penis zur Ekstase bringen kannst.

Impotenz

Die meisten Männer haben irgendwann in ihrem Leben Erektionsschwierigkeiten. Das ist völlig normal, und ich würde mir eher Sorgen machen, wenn es nicht so wäre. Wichtig ist zu verstehen, dass Erektionsschwierigkeiten nichts mit Impotenz zu tun haben. Erektionsschwierigkeiten können eine Reihe von Ursachen haben, da eine Erektion ein komplexes Zusammenspiel unterschiedlicher Vorgänge ist. Stress, Leistungsdruck, Müdigkeit, Alkohol oder Überanstrengung sind nur einige Gründe dafür, wenn der Kollege nicht aufstehen will.

Andauernde Impotenz hat meistens biologische Gründe. Solltest du dir nicht sicher sein, ob du fähig bist, eine Erektion zu bekommen, dann kannst du einen einfachen Test durchführen. Da Männer während des Schlafs öfter eine Erektion bekommen, kannst du vor dem Schlafengehen einen Streifen Briefmarken um deinen Penis kleben. Wenn er am nächsten Morgen gerissen ist, ist dies ein Zeichen dafür, dass du zumindest biologisch in der Lage bist, eine Erektion zu bekommen.

Der häufigste Grund für Erektionsschwierigkeiten ist mangelndes Selbstbewusstsein. Wenn du schon Angst davor hast, keine Erektion zu bekommen, dann wird diese Angst oft zur selbsterfüllenden Prophezeiung und damit zum Teufelskreis. Das Erlernen der MO-Technik sollte dir aber Klarheit über deine sexuellen Fähigkeiten verschafft haben. Also kümmere dich nicht allzu sehr um deinen Penis, sondern zuerst einmal um die Frau. Nutze dazu die Techniken aus dem vorigen Kapitel. Wiege dich in der Sicherheit, die Frau auch ohne Geschlechtsverkehr befriedigen zu können. Das nimmt den Druck von deinem Penis. Er wird sich schon sehr bald ausgeschlossen fühlen und darauf drängen, mitspielen zu können.

Eine weitere Technik, die du anwenden kannst, ist das weiche Eindringen. Nach dem Motto: Weich rein, hart raus. Dazu muss deine Partnerin sehr feucht sein, also stimuliere sie vorher ausreichend oder benutze Gleitcreme. Die Technik funktioniert am besten, wenn du oben liegst, da dir die Gravitation hilft, Blut im Penis zu sammeln. Schließe Daumen und Zeigefinger zu einem Ring, den du um den Penisansatz legst und leicht zudrückst. Dadurch wird Blut und Energie in den Penis geleitet und dort festgehalten. Führe dann den Penis vorsichtig in deine Partnerin ein und beginne mit sanften Stoßbewegungen. Halte den Ring weiterhin geschlossen. Visualisiere, wie Blut und Energie in den Penis strömen. Du kannst dies mit Kontraktionen der Pobacken und des PC-Muskels unterstützen. Passe den Druck des Rings so an, dass die Schwellung für Stoßbewegungen ausreicht und löse den Ring, sobald der Penis hart genug ist.

Die Gewissheit, diese Technik durchführen zu können, sollte dir zusätzliches Selbstbewusstsein geben und damit die psychischen Probleme im Keim ersticken.

Spermienmenge

Oft liest oder hört man von Besorgnis erregendem Rückgang der Spermienmenge bei vielen Männern. Vor allem in den Industrieländern ist die durchschnittliche Spermienmenge um bis zu 50 % zurückgegangen. Die Gründe hierfür sind zahlreich und reichen von zu engen Hosen bis zur chemischen Belastung. Probleme ergeben sich für Paare, die sich um Nachwuchs bemühen. Eine geringe Spermienmenge ist aber noch kein endgültiges Zeichen für Unfruchtbarkeit, selbst wenn Ärzte diese Diagnose häufig stellen.

Mit den Meistergraden der MO-Technik hast du Techniken erlernt, um deine Ejakulation zurückzuhalten. Wenn du deine Spermienmenge steigern möchtest, dann solltest du diese Technik auf jeden Fall anwenden. Jeden Tag ohne Samenerguss erhöht sich die Spermamenge um 50 - 90 Millionen. Es wäre schön, wenn sich der Kontostand gleichermaßen erhöhen würde, aber da hilft auch keine Samenbank.

Du solltest zusätzlich auf Boxershorts umstellen, um den „Prokuristen" etwas Freiraum zu gönnen und sie ab und zu mit einer anregenden Massage versehen.

Prostatütata

Prostatakrebs ist eines der häufigsten Leiden bei Männern. In den USA wird bei fast jedem zehnten Mann diese Diagnose im Laufe seines Lebens gestellt. Die meisten Männer fangen erst an, sich mit ihrer Prostata zu beschäftigen, wenn es zu einem Problem gekommen ist.

Durch die MO-Technik hast du einen wichtigen Schritt für die Gesundheit deiner Prostata unternommen. Das PC-Training massiert die Prostata und hilft bei ihrer Durchblutung. Wenn du die Prostata als erogene Zone mit einbeziehst, dann steigert sich der positive Effekt weiter.

Du solltest also auch nach der Kräftigung deines PC-Muskels die Übungen als erhaltende Maßnahme fortsetzen. Dazu eignen sich besonders gut die Übungen „Den Strom stoppen" und „PC-Stöße".

Wenn du Probleme mit der Prostata hast, dann solltest du den Fingerschluss aus dem Kapitel „Punkt der Million Goldstücke" beim braunen Gürtel anwenden.

Penisgröße

„Auf die Größe kommt es an", wird uns ständig eingeredet. Deshalb haben Männer mit kleinem Penis häufig Probleme und schämen sich in Umkleidekabinen und Schlafzimmern. Aber auch Männer mit einem zu großen Penis haben oftmals Probleme, da dies vielen Frauen einfach zu viel des Guten ist.

Von einer Operation rate ich ab, da diese häufiger als man denkt zu Komplikationen führen kann. Und welcher Mann hätte in diesem Bereich gerne Komplikationen? Ich werde dir aber gleich eine Übung vorstellen, mit der du deinen Penis bis zu 2,5 Zentimeter vergrößern kannst. Vergiss die ganzen Spam-E-Mails, die dir für viel Geld Pillen oder sonstige Hilfsmittel anbieten, um die Größe deines Penis zu steigern. Hier gibt es die Methode, die viele Anbieter in unterschiedlichen Variationen für viel Geld verkaufen, umsonst als Bonus.

Aber bevor wir zu dieser Übung kommen, habe ich noch einige Ratschläge für dich, wenn dein Penis zu groß oder zu klein ist.

Im Kapitel „Stellungen" habe ich dir schon einige Hinweise gegeben, welche Stellungen gerade für einen kleineren Penis optimal sind. Aber auch die Erregung deiner Partnerin ist von entscheidender Bedeutung für ihr subjektives Empfinden. Bei Erregung ist die Vagina stärker durchblutet, wodurch sie anschwillt. Dadurch wird der Penis von der Frau als größer empfunden. Achte also darauf, dass deine Partnerin ausreichend erregt ist, bevor du in sie eindringst. Der größte Teil der Empfindungen findet im vorderen Teil der Vagina statt. Deshalb kannst du bei richtigem Einsatz auch mit einem kleinen Penis eine Frau befriedigen. Sei dir immer bewusst, dass ein kleiner Penis mit der richtigen Technik eine Frau mehr befriedigt als ein großer, unerfahrener Penis.

Viele Frauen haben Angst, wenn der Penis zu groß ist. Wenn du gut bestückt bist, kannst du deiner Partnerin die Angst nehmen und dir selbst mehr Kontrolle verschaffen, indem du ein Band (z.B. Schnürsenkel) um dein erigiertes Glied bindest. Dadurch kannst du die maximale Tiefe festlegen, mit der du in die Frau eindringst. Als optimale Stellung für große Jungs empfehle ich die „Frau oben". Dadurch hat sie die Kontrolle über Eindringtiefe und -winkel. Für dich gilt es - auch im Eifer des Gefechts -, nicht zu fest zuzustoßen.

Penisvergrößerung

Zuerst einmal solltest du wissen, dass sich das gesamte Training der MO-Technik positiv auf die Penisgröße auswirkt. Da bei vielen Männern, die sexuell weniger aktiv sind, der Penis in den Körper zurückgezogen wird, schrumpft der sichtbare Anteil. Durch Kräftigung deines PC-Muskels und der anderen Beckenmuskeln wird der Penis wieder mehr aus dem Körper gedrückt, so dass es zu einer optischen Penisvergrößerung kommt.

Mit der folgenden Übung kannst du die Vergrößerung deines Penis noch weiter vorantreiben. Je nach Ausgangslage sind damit bis zu 2,5 Zentimeter drin. Du kannst zur Kontrolle die Penisgröße vorher messen und dein Wachstum über die Zeit beobachten. Miss dabei immer auf dieselbe Art - am besten auf der Oberseite vom Ansatz bis zur Spitze. Du kannst dazu ein Maßband, ein Lineal oder ein Stück Schnur nutzen. Vergiss nicht, den Umfang zu messen.

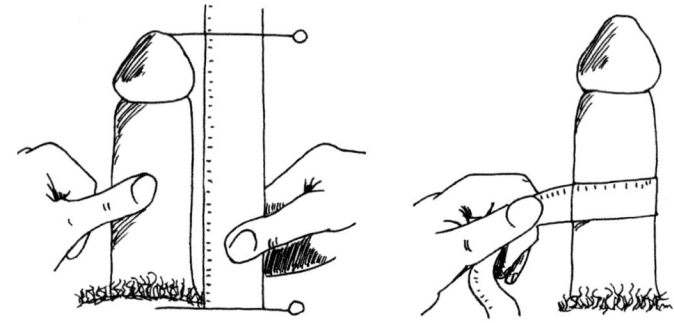

Abbildung 17: Penis messen

Dies ist die einzige Technik, die ich nicht mit persönlicher Erfahrung bestätigen kann - genug ist genug. Aber viele Männer berichten über Erfolge mit der nachfolgenden Technik, so dass es auf jeden Fall einen Versuch wert ist, wenn du dieses Ziel verfolgst.

Es nützt nichts, wenn du die Technik nur ab und zu anwendest. Wenn du wirklich deinen Penis vergrößern willst, solltest du die folgenden Übungen zur Gewohnheit werden lassen und in deinen Tagesablauf integrieren - z.B. nach dem Duschen. Mache die Übungen mindestens 5-mal die Woche. Dann wirst du nach 2-4 Wochen merken, wie dein Penis dicker und länger wird. Nach 3-4 Monaten wirst du eine deutliche Vergrößerung wahrnehmen und die Vergrößerung wird dauerhaft.

Wenn du Schmerzen bei den Übungen hast, dann lasse es etwas lockerer angehen. Es gibt keinen Grund für Schmerzen, denn die Penisverlängerung tut nicht weh.

Um das Maximum aus den Übungen rauszuholen, solltest du dich optimal ernähren. Achte darauf, alle wichtigen Bausteine der Ernährung (Proteine, Kohlehydrate, Vitamine, Mineralien, usw.) zu dir zu nehmen. Es wäre doch schade, wenn das Wachstum durch einen Mangel limitiert wird. Außerdem solltest du viel Wasser trinken.

Betrachte es als ein wirkliches Workout. Wenn du dieses Programm aus Spaß liest, wirst du vielleicht denken, dass das Training zu zeitintensiv ist. Wenn du aber ernsthaft das Ziel hast einen größeren Penis zu bekommen, dann sollte dir dies den Aufwand wert sein.

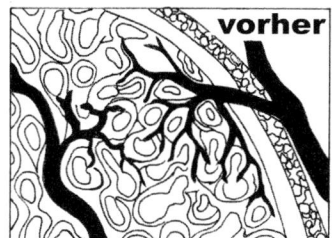 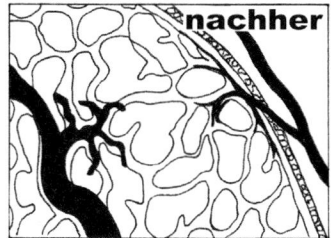

Abbildung 18: Schwellkörper-Zellen vor und nach dem Workout

Beginnen solltest du jede Übungs-Session mit einem Hot Dog:

Hot Dog

Hot Dog habe ich den heißen Wickel genannt, der vor jeder Übung angewendet werden sollte. Es ist halb so dramatisch, wie es sich anhört. Nimm einen Waschlappen und durchtränke ihn mit heißem Wasser für einige Sekunden. Wringe das überschüssige Wasser aus und lege den Waschlappen um deinen Penis. Lasse die Wärme für 2-3 Minuten einwirken. Wiederhole die Schritte, bis der Penis schön warm und entspannt ist. Trockne ihn dann gut ab, damit du bei der folgenden Übung sicher zupacken kannst.

Tauziehen

Diese Übung dient der Verlängerung des Penis. Das Gewebe wird dabei gedehnt, was sowohl im schlaffen als auch im erigierten Zustand eine Verlängerung bewirkt. Dicker wird der Penis durch diese Übung nicht. Du kannst die Übung auf der Kante sitzend oder im Stehen durchführen.

1. Der Penis sollte schlaff und gut vorgewärmt sein, wenn du die Übung beginnst. Greife ihn mit festem Griff im Bereich der Eichel, aber nicht so fest, dass es unbequem ist. Unterstütze den Griff mit deiner zweiten Hand, um sicheren Halt zu gewährleisten.

2. Zieh den Penis in die Länge von deinem Körper weg. Dosiere dabei die Kraft so, dass du eine Streckung des Penis ohne Schmerzen spüren kannst. Halte die Streckung für 30 Sekunden und wiederhole die Streckung 10-mal - jedes Mal ein wenig stärker.

3. Entspanne dich und schlackere ein wenig mit dem Penis hin und her. Gib dir selbst einen kleinen Applaus, indem du ihn auf deine Beine klatscht. Dies steigert die Blutzirkulation. Danach eine Minute entspannen.

4. Wiederhole die obigen Schritte jeweils mit einer anderen Zugrichtung: nach links, nach rechts, nach oben und nach unten.

5. Schließe die Übung, indem du den Penis unter Zug im Kreis bewegst. Jeweils 30-mal im Uhrzeigersinn und dagegen.

6. Entspanne den Penis mit dem Schritt 3 und einem kurzen Hot Dog.

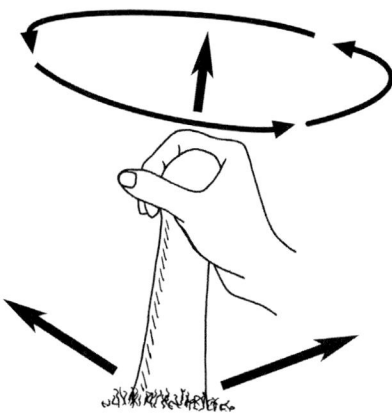
Abbildung 19: Penisverlängerung

Penismelken

Das Melken des Penis wird schon seit Jahrhunderten von vielen Kulturen, Stämmen und als Familien-Geheimnis praktiziert. Oft wurde das Wissen vom Vater zum Sohn weitergegeben. Das Melken gilt als die wirkungsvollste Technik zur dauerhaften Vergrößerung des Penis - sowohl hinsichtlich der Länge als auch des Umfangs.

Durch das Melken wird Blut in die Gefäße des Schwellkörpers gedrückt. Nach einigen Monaten täglicher Praxis werden die Blutgefäße des Schwellkörpers gedehnt werden, was zu einer erhöhten Aufnahmekapazität führt. Dadurch kommt es zu einer dauerhaften Vergrößerung.

Für diese Übung brauchst du unbedingt ein Gleitmittel. Du solltest entweder sitzen oder stehen, so dass der Penis nach unten gemolken werden kann. Anders als im Liegen, wird die Übung dann von der Gravitation unterstützt.

Du solltest zum Melken eine dreiviertel Erektion haben. Es ist wenig ergiebig, einen schlaffen Penis zu melken, da sich kaum Blut in ihm befindet. Stimuliere dich also zunächst, bis du eine Erektion der Stufe 5-7 hast.

Schließe dann den Ring von Daumen und Zeigefinger wie zum O.K.-Zeichen um den Penis. Ziehe den Ring mit mittlerem bis starkem Druck zu und bewege ihn Richtung Penisspitze.

Drücke dabei das Blut im Schaft in die Eichel. Du kannst bei der Abwärtsbewegung eine Vergrößerung der Eichel beobachten. Wechsle die Hände dabei ab, so dass du eine kontinuierliche Melkbewegung durchführst.

Am Anfang solltest du 100-200-mal, also für etwa 10 Minuten, melken. Nach ein paar Tagen kannst du dich dann auf 20 bis maximal 30 Minuten steigern. Nach spätestens 2 Wochen solltest du schon einen deutlichen Unterschied messen können. Nach 3-4 Monaten werden die Erfolge dauerhaft.

Ich wünsche dir viel Spaß mit deinem Penis-Upgrade.

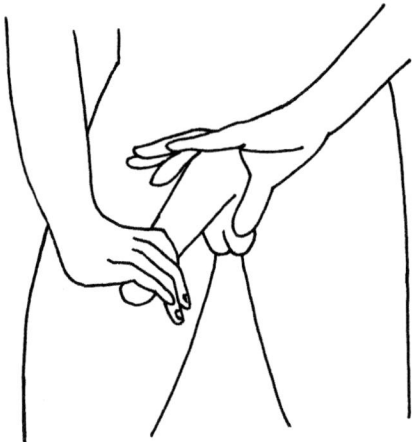

Abbildung 20: Penismelken

8. Nachwort

Ich hoffe, du hattest Spaß mit diesem Buch und den darin enthaltenen Übungen. Wenn du das Programm absolviert hast, dann wird es nicht lange dauern, bis du die MO-Technik beherrschst. Es bleibt dir überlassen, ob du den Ehrgeiz entwickelst, bis in die Meistergrade vorzustoßen. Aber auch wenn du „nur" den schwarzen Gürtel geschafft hast, werden deine sexuellen Erlebnisse ein wesentlich höheres Niveau erreichen. Du gehörst damit zu dem erlesenen Stamm der MO-Männer, die die Anstrengungen überwunden haben, um ihren Partnerinnen besseren Sex zu bescheren. Jede Frau, die davon profitiert, sollte sich glücklich schätzen, vor allem, wenn du die Technik wegen ihr erlernt hast.

Ich hoffe, dir gefiel auch die Art und Weise, wie ich dir die Geheimnisse um den multiplen Orgasmus offenbart habe. Ich danke dir für den Kauf dieses Buches und hoffe, dass ich deine Erwartungen erfüllt habe. Ich bin sicher, der Wert, den dieses Buch für dich haben kann, rechtfertigt die Investition auf jeden Fall.

Auf meiner Webseite www.mannkann.com biete ich meinen Lesern ein Forum, in dem sie Erfahrungen, Tipps & Tricks, Variationen der Übungen und natürlich auch Kritik loswerden können. Der Zugang zum Forum ist den Lesern dieses Buches vorbehalten und ist deshalb passwortgeschützt.

Das Passwort lautet: MOForum (Groß- / Kleinschreibung!)

Du kannst mir deine Erfahrungen, Anregungen und deine Kritik auch gern per E-Mail senden an feedback@mannkann.com

Viel Erfolg beim Üben und nicht vergessen:
PC-Muskel anspannen!

Quellenverzeichnis

[1] Robbins, M.B. und Jensen, G.D.: Multiple Orgasms in Males, in: Journal of Sex Research 14 (1978), S. 21-26 (Einer der ersten wissenschaftlichen Aufsätze über den männlichen Multi-Orgasmus).

[2] Hartman, W. und Fithian, M.: Any Man Can, New York 1984. (Eines der ersten Bücher über das Thema, mit Hinweisen auf mögliche Lernmethoden. Viele Anekdoten aus der Sexualtherapie).

[3] Ladas, A,.,Kahn, A., Whipple, B. und Perry, J.: The G-Spot and Other Recent Discoveries About Human Sexuality, New York 1993. (Publikation über den weiblichen G-Punkt).

[4] Keesling, B.: Liebe machen die ganze Nacht hindurch ..., München 1995. (Dies ist das Buch, das mich auf den multiplen Orgasmus gebracht hat. Leider nicht mehr auf Deutsch erhältlich. Originaltitel: How to make love all night).

[5] Chia, M. und Arava, D.A.: Öfter, länger, besser – Sextips für jeden Mann, München 1997. (Sehr gutes Buch über sexuelles Tao – trotz des „Macho"-Titels. Multiple Orgasmen durch Kontrolle sexueller Energien. Zur Vertiefung der Meistergrade empfehlenswert).

Literaturhinweise:

Anand, M.: Tantra oder die Kunst der sexuellen Ekstase, München 1990. (Für Schwarzgurte. Übungen zum Umgang mit sexueller Energie)

Brauer, A., Brauer, D.: Extensiver Orgasmus, München 1992. (Interessante Lektüre mit vielen Orgasmus-Übungen für Männer und Frauen).

Chang, J.: The Tao of Love and Sex, The Ancient Chinese Way to Ecstasy, New York 1977. Deutsche Übersetzung: Das Tao der Liebe. Reinbek: Rowohlt 1980. (Das Standardwerk zum sexuellen Teil des Taoismus).

Douglas, N. und Shigis, P.: Sexual Secrets; The Alchemy of Ecstacy, New York 1979.

Dunn, M. und Trost, J.: Male multiple orgasms: A descriptive study, in: Archives of Sexual Behavior 18(5), S. 377-387. (Wissenschaftlicher Nachweis über den männlichen Multi-Orgasmus)

Masters, W., Johnson, V. und Kolodny, R.: Liebe und Sexualität, Berlin 1993. (Das Standardwerk zum Thema Liebe und Sexualität)

Paget, L.: Der perfekte Liebhaber, München 2001. (Viele Tipps für Männer – leider ohne Erwähnung des multiplen Orgasmus)

Himmlische Vergnügungen...

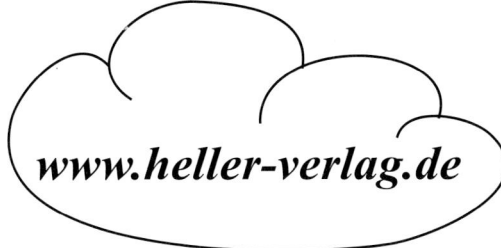

www.heller-verlag.de

Unsere Bestseller:

- Geheimwissen Männlicher Multi-Orgasmus
- Geschichten aus Thailand + Farang in Thailand
- Am Leben - Notarzt im Rettungshubschrauber
- Verflixte 30 - Die biologische Uhr tickt, Anna-Lena ...
- Helicopter Basics - (Hubschrauber-Lehrfilm, DVD)
- Skydiving Adventures (DVD)

Unsere Link-Empfehlungen:

www.orgasmusbuch.com
www.mannkann.com
www.mythaibooks.de
www.hoerheller.de
www.amleben.de
www.verflixte30.de
www.islamargarita-reiselust.de
www.helicoptermedia.com
www.skydivingmedia.com
www.heller-verlag.de